ABNEHMEN OHNE ZUCKER

Zuckerfrei leben und Zuckersucht beenden!

Zucker Detox

und

zuckerfreie Ernährung für Anfänger

Haftungsausschluss

Dieses Buch bzw. E-Book enthält Meinungen und Ideen des Autors und hat die Absicht, Menschen hilfreiches und informatives Wissen zu vermitteln. Die enthaltenen Tipps und Strategien passen möglicherweise nicht zu jedem Leser, und es gibt keine Garantie dafür, dass sie auch bei jedem funktionieren.

Die Benutzung dieses Buches bzw. E-Books und die Umsetzung der darin enthaltenen Informationen erfolgt ausdrücklich auf eigenes Risiko. Der Autor kann für etwaige Unfälle und Schäden jeder Art, die sich beim Besuch der in diesem Buch aufgeführten Orten ergeben (z.B. aufgrund fehlender Sicherheitshinweise), aus keinem Rechtsgrund eine Haftung übernehmen.

Haftungsansprüche gegen den Autor für Schäden materieller oder ideeller Art, die durch die Nutzung oder Nichtnutzung der Informationen bzw. durch die Nutzung fehlerhafter und/oder unvollständiger Informationen verursacht wurden, sind grundsätzlich ausgeschlossen. Rechts- und Schadenersatzansprüche sind daher ausgeschlossen.

Das Werk inklusive aller Inhalte wurde unter größter Sorgfalt erarbeitet. Der Autor übernimmt jedoch keine Gewähr für die Aktualität, Korrektheit, Vollständigkeit und Qualität der bereitgestellten Informationen.

Bildhinweis

Du wirst dich beim Lesen dieses Buches vielleicht fragen, warum keine oder wenige farbigen Fotos im Buch vorhanden sind. Dies hat einen erheblichen Grund, welchen ich dir gerne näher erläutere. Es liegt daran, dass Fotos ein bestimmter Kostenfaktor sind, den du als Leser zu tragen hättest. Da ich meinen Lesern dieses Buch aber so günstig wie möglich anbieten möchte, habe ich mich für die reine Textversion entschieden.

Es macht am Ende auch keinen großen Unterschied, ob du Bilder im Buch hast oder nicht. Denn wie viele Ratgeber heutzutage beweisen, handelt es sich bei den meisten Bildern um Beispielbilder, die von professionellen Fotografen und Stylisten gestaltet wurden. Dies bedeutet, dass die Gerichte immer anders aussehen als auf den Beispielbildern. Ich würde dir also Gerichte vor Augen führen, die bei dir am Ende vielleicht ganz anders aussehen. Aus diesem Grund habe ich mich dafür entschlossen, hier keine perfekt hergerichteten Gerichte abzubilden.

Ich bin mir sicher, dass du die Gerichte auch ohne Bild perfekt zubereiten kannst und die Anleitungen dir dabei helfen werden. Ich wünsche dir bereits jetzt viel Spaß, Kreativität und Guten Appetit!

INHALTSVERZEICHNIS

VORWORT   **1**

KAPITEL 1: ALLES RUND UMS ABNEHMEN   **3**

TOP 7 GRÜNDE: DESHALB SIND MENSCHEN ÜBERGEWICHTIG   3
WIE VIEL DARF ICH ABNEHMEN?   7
WAS IST MEIN NORMALGEWICHT?   10
ZUSAMMENFASSUNG   12

KAPITEL 2: ALLES RUND UM DEN ZUCKER   **13**

WAS IST ZUCKER?   13
IST JEDER ZUCKER UNGESUND?   15
ZUCKERFALLEN IM ALLTAG UND WIE DU DIESE UMGEHST!   17
WAS IST ZUCKERSUCHT UND WIE SEHEN DIE SYMPTOME AUS?   22
ZUCKERSUCHT: NACHTEILE, RISIKEN, NEBENWIRKUNGEN UND FOLGEN   25
TOP 7 IRRTÜMER ÜBER ZUCKER, DIE DU BIS JETZT GEGLAUBT HAST!   28
ZUCKER UND HEISSHUNGERATTACKEN – DIE LÖSUNG   31
ZUSAMMENFASSUNG   34

KAPITEL 3: WAS IST ZUCKER DETOX?   **35**

WAS IST ZUCKER DETOX?   35
WIE FUNKTIONIERT ZUCKER DETOX?   38
ZUSAMMENFASSUNG   40

KAPITEL 4: DEINE ZUCKERFREIE ERNÄHRUNG   **41**

WAS DU ESSEN UND TRINKEN DARFST   41

WAS DU NICHT ESSEN UND TRINKEN DARFST 43

DAS SOLLTEST DU BEI DER LEBENSMITTEILAUSWAHL BEACHTEN 45

TOP 10 GESUNDE ZUCKER-ALTERNATIVEN 48

DIE 7 BESTEN TIPPS, WIE DU RÜCKFÄLLE VERMEIDEST 52

ZUSAMMENFASSUNG 54

KAPITEL 5: INTEGRATION IN DEN ALLTAG **55**

ZUCKERFREIES LEBEN UND LANGFRISTIGE ERFOLGE 55

TOP 9 TIPPS: WIE DU DEIN ZUCKERFREIES LEBEN IM ALLTAG MEISTERST 59

ERNÄHRUNG UND ALLTAGSGEWOHNHEITEN LANGSAM UMSTELLEN 61

ABNEHMEN MIT EINEM SCHNELLEN STOFFWECHSEL IM BERUFSALLTAG 63

ABNEHMEN DURCH INTERVALLFASTEN IM BERUFSALLTAG 66

7 TIPPS FÜR DIE MOTIVATION ZUM ABNEHMEN 69

ZUSAMMENFASSUNG 71

KAPITEL 6: REZEPTE FÜR EIN ZUCKERFREIES LEBEN **72**

ZUCKER DETOX REZEPTE ZUM FRÜHSTÜCK 75

ZUCKER DETOX REZEPTE FÜR MITTAGESSEN 84

ZUCKER DETOX REZEPTE FÜR ABENDESSEN 97

ZUCKER DETOX REZEPTE FÜR DESSERTS 109

ZUCKER DETOX REZEPTE FÜR GETRÄNKE 118

ZUCKER DETOX REZEPTE FÜR SNACKS 127

DER 30 TAGE-ERNÄHRUNGSPLAN 139

ZUSAMMENFASSUNG 156

SCHLUSSWORT **157**

VORWORT

Zucker – es könnte zu den Unwörtern des Jahrhunderts zählen. Selten hat die Menschheit so viel über Zucker diskutiert wie heute. Die einen wollen abnehmen ohne Zucker, die anderen wollen ihr komplettes Leben auf eine zuckerfreie Ernährung umstellen. Denn wie jedes Kind weiß, ist Zucker ungesund. Und trotzdem wird Zucker von jedem von uns gegessen. Zucker kann zum Streitthema werden und gleichzeitig inspirieren. Schließlich liefert uns Zucker massig Energie!

Doch wie viel Energie brauchen wir eigentlich? Genau dies wird heutzutage von vielen übersehen. Wir schaufeln das Essen massenweise in uns hinein, ohne darüber nachzudenken, was und wie viel davon wir eigentlich brauchen. Mit anderen Worten: Wir essen zu viel! Es wundert also nicht, dass das Übergewicht immer weiter steigt. In Ländern wie zum Beispiel der USA verzeichnen die Gesundheitsbehörden doppelt so viele Übergewichtige wie noch vor zehn Jahren.

Und genau aus diesem Grund habe ich dieses E-Book für dich verfasst! Um dir zu zeigen, was es mit dem

Zucker auf sich hat. Denn ich möchte vermeiden, dass auch du bald zu den Zuckerkranken gehörst! Zucker kann nicht nur Krankheiten wie Diabetes fördern, sondern uns auch in eine Zuckersucht führen. Genau aus diesem Grund suchen immer mehr Menschen den Weg in ein Leben ohne Zucker. Sie wollen ihre Zuckersucht beenden und zuckerfrei leben. Aber ist das heutzutage überhaupt noch möglich?

Wir sind umgeben von Nahrungsmitteln, die Zucker versteckt halten. Die Supermärkte und unsere Kühlschränke stehen voll mit Produkten, über dessen Zutaten wir uns selten im Klaren sind. Es wird schlicht und einfach konsumiert. Gleichzeitig sehnen wir uns nach einem schlanken, gesunden Körper.

Je bewusster wir uns also über die Realität unseres Zuckerkonsums werden, umso mehr können wir tun. Wie viel Zucker konsumierst du tatsächlich und kennst du die typischen Zuckerfallen? Bevor du in ein zuckerfreies Leben starten kannst, solltest du dir über die deinen aktuellen Zuckerkonsum im Klaren werden. Daher starten wir ganz langsam und ich versorge dich erst einmal mit mehr Infos zum Zucker. Dann springen wir hinein in die Zucker Detox und die wichtigsten Meilensteine für ein zuckerfreies Leben!

Lass uns jetzt direkt loslegen und schauen, was es mit dem Zucker auf sich hat! Am Ende verrate ich dir übrigens ein paar leckere Rezepte – 100 % zuckerfrei!

Auf geht's!

KAPITEL 1

ALLES RUND UMS ABNEHMEN

Top 7 Gründe: Deshalb sind Menschen übergewichtig

Ich starte direkt mit einer guten und einer schlechten Nachricht. Fangen wir bei der schlechten Nachricht an: Die Zahlen der übergewichtigen Menschen steigen immer weiter an. Laut der Deutschen Gesellschaft für Ernährung (DGE) sind aktuell knapp 60% der Männer sowie 37% der Frauen übergewichtig. Dicksein gehört zum Alltag unter den Berufstätigen. So gehen knapp 75% der Männer und 56% der Frauen übergewichtig in Rente.

Die gute Nachricht ist: Wer abnehmen will, hat sich das einfachste Fitness-Ziel ausgesucht! Denn im Gegensatz zum Muskelaufbau oder Sixpack kannst du schon in kurzer Zeit die ersten Resultate sehen. Bei anderen Fitness-Zielen dauert das meist etwas länger. Daher ist es gut, wenn du deine Ernährung umstellen willst. Wichtig ist dabei, dass du dein Ziel nicht aus den Augen verlierst oder aufgibst.

Bevor ich dir jetzt stundenlang weitere Fakten an den Kopf werfe, werfen wir lieber einen Blick auf die Top 7 Gründe, warum Menschen übergewichtig sind!

Grund #1: Chronischer Nährstoffmangel

Es liegt meist nicht nur ein Grund vor, warum ein Mensch mehr Gewicht auf die Waage bringt als er sollte. Dies fällt auch bei den Nährstoffen auf. Fehlt es an einem Nährstoff, fehlt es meist auch an weiteren Nährstoffen. Dies liegt daran, dass der Boden für eine gesunde Ernährung bei vielen Übergewichtigen nicht gegeben ist. Dies begünstigt einen Nährstoffmangel, der wiederum eine Dysfunktion hormoneller Tätigkeiten sowie Müdigkeit, Depression und eine innere Leere mit sich bringen kann.

Grund #2: Stress, Stress und nochmal Stress

Wer heutzutage keinen stressigen Alltag hat, kann sich zu der glücklichen Minderheit zählen. Der moderne Lebensstil bringt Stress im Gratis-Abo mit sich. Unser Alltag ist fest geplant und wir haben kaum noch Zeit für uns selbst. Genau dies führt dazu, dass wir keinen Platz für unsere Gefühle haben und wir sie lieber in uns hineinessen. Wir essen in stressigen Momenten oder wenn wir verärgert oder traurig sind. Kein Wunder also, wenn die Kalorien an unserem Bauch wachsen und wachsen!

Grund #3: Einseitige Ernährung

Viele Menschen stellen ihre Ernährung aus dem Bauchgefühl zusammen. Genau dies kann zu einer Fehlernährung führen. So wird zum Beispiel nur einseitig gegessen und es kann zu einem Mangel an gewissen Nährstoffen kommen. Es muss also nicht immer gleich eine Überernährung vorliegen, wenn es zu Übergewicht kommt. So kann ein hoher Zuckeranteil in einer einseitigen Ernährung die Fettspeicher stark erhöhen.

Grund #4: Essensaufnahme entgegen dem Stoffwechsel

Menschen, die sich nicht mit ihrem Energiebedarf beschäftigen, essen in der Regel mehr als sie benötigen. Wer bereits an Übergewicht leidet, isst in der Regel öfter als eine Person mit Normalgewicht. Dabei spielt unser Stoffwechsel eine wichtige Rolle. Hier wird zwischen drei Körpertypen unterschieden:

- Der Mesorph (athletischer Typ mit optimalem Stoffwechsel)
- Der Ektomorph (dünner Typ mit schnellem Stoffwechsel)
- Der Endomorph (rundlicher Typ mit einem langsamen Stoffwechsel)

Auf Basis des Stoffwechseltyps können Ernährung und Training entsprechend angepasst werden.

Grund #5: Zu wenig Bewegung

Die modernen Menschen bewegen sich kaum noch. Uns wird das Essen nach Hause geliefert und wir können morgens mit dem Auto von der eigenen Tiefgarage auf den Parkplatz vor dem Büro fahren. Dabei sollten es mindestens 30 Minuten Bewegung täglich sein. Was sich nicht besonders viel anhört, ist für viele Personen trotzdem nicht umzusetzen. Dabei hilft es schon, wenn wir die Treppe nehmen anstatt den Aufzug. Je mehr Bewegung, umso besser!

Grund #6: Zu wenig Wasser

Damit unsere Verbrennung in Schuss bleibt, brauchen wir ausreichend Sauerstoff im Blut. Dies können wir durch ausreichend Trinkwasser herbeiführen. Pro Tag sollten es mindestens 2 Liter Wasser sein, die wir zu uns nehmen. Auf diese Weise kannst du dein Fett und die Kalorien noch schneller verbrennen.

Grund #7: Fehlendes Wissen

Damit das Wunschgewicht erreicht werden kann, muss die Energiebilanz verstanden werden. Unter der Energiebilanz verstehen wir die Rechnung zwischen der zugeführten Energie über unsere Nahrung und unserem Energieverbrauch durch bestimmte Aktivitäten. Haben wir über einen längeren Zeitraum mehr Energie aufgenommen als wir verbraucht haben, legt der Körper Fett an und wir nehmen automatisch zu. Halten wir unsere Energiebilanz im Griff, können wir erfolgreich abnehmen.

Wie viel darf ich abnehmen?

Es gibt einen Mythos, den ich direkt aus dem Weg räumen möchte: du kannst ohne schlechtes Gewissen mehr als 1 Kilo pro Woche abnehmen! Du setzt damit weder deine Gesundheit aufs Spiel noch riskierst du irgendwas anderes. Nimm dir den Kilo als Richtlinie für die Woche und du wirst sehen, wie schnell du den Kilo weghast!

Der Fettabbau hängt damit zusammen, wie viel Körperfett du am Körper trägst. Je mehr Fettspeicher vorhanden sind, umso mehr Fettabbau ist logischerweise auch möglich. So kann es auch mehr als 1 Kilo pro Woche sein. Oft wird gesagt, dass wir 1% unseres Gesamtgewichts verlieren können. Wenn du aktuell 80 Kilo wiegst, kannst du also fast 1 kg pro Woche abnehmen.

Generell bringt es jedoch mehr, langsam abzunehmen anstatt alles schnell über die Bühne zu bringen. Je schneller du die Kilos loswirst, umso schneller hast du sie auch wieder auf den Hüften. Daher raten Ernährungsexperten dazu, die Pfunde lieber langsam zu verlieren und dir beim Abnehmen Zeit zu lassen.

Wer innerhalb einer sehr kurzen Zeit viel Gewicht verliert, kann in eine Unterversorgung von wichtigen Nährstoffen geraten. Darüber hinaus lauert wie bereits erwähnt der Jojo-Effekt hinter der nächsten Ecke und du trägst die Kilos schneller als erwartet wieder mit dir herum.

Du magst dich jetzt vielleicht fragen, woran das liegt. Schuld daran trägt vor allem der Stoffwechsel, der in eine Art Ruhe-Modus fällt, wenn wir zu wenig essen. Fängst du dann von einem Tag auf den anderen wieder damit an, normal zu essen, speichert dein Körper alles, was er bekommen kann. Das bewirkt, dass die Masse auf deinen Hüften schneller als erwartet wieder zunimmt und du mit dem Spiel vom Abnehmen von vorne beginnen kannst.

Damit es erst gar nicht zum üblichen Jojo-Effekt kommen kann, solltest du daher so langsam wie möglich abnehmen. So empfiehlt es sich, ein halbes Kilo pro Woche bzw. zwei Kilo pro Monat abzunehmen. Indem du deine Ernährung komplett auf eine ausgewogene, frische Kost umstellst, kannst du dies dann auch langfristig durchziehen. Darüber hinaus bleibst du mit den wichtigen Nährstoffen versorgt und du kannst energiegeladen durch den Tag gehen!

Wenn du wirklich 1 kg pro Woche abnehmen möchtest, kannst du dieses Ziel natürlich auch anstreben. In Kombination mit einer abwechslungsreichen Ernährung und einem regelmäßigen Sportprogramm sollte dies auf jeden Fall machbar sein! Es reichen bereits drei Tage pro Woche, die du dich sportlich betätigen musst, wie z.B. mit einem Krafttraining.

Damit du das Ziel von deinem Wunschgewicht ermitteln kannst, solltest du deinen Grundumsatz an

Kalorien kennen. Denn das Gewicht, das du innerhalb von einer Woche oder einem Monat verlieren kannst, wird stark vom Grundumsatz abhängig gemacht. Liegt die aufgenommene Energiemenge unter deinem Grundumsatz, hast du eine negative Energiebilanz erreicht. Dies bedeutet, dass du automatisch abnimmst!

Mehr zum Grundumsatz und der Berechnung erkläre ich dir im nächsten Abschnitt!

Was ist mein Normalgewicht?

Das Normalgewicht einer Person kann über die Balance zwischen Energiezufuhr und Energieverbrauch erreicht werden. Es geht somit darum, ein gesundes Gleichgewicht zwischen der zugeführten Energie aus der Nahrung und der verbrauchten Energie aus körperlichen Aktivitäten herzustellen. Dieser Vorgang wird auch als Energiebilanz bezeichnet. Sowohl Erwachsene als auch Kinder können mit der Energiebilanz arbeiten, um ihr Normalgewicht zu ermitteln.

Da wir meist mehr Energie zu uns führen als wir uns bewegen, macht es Sinn, die Körpermasse zu berechnen. Hierzu gibt es den Body Mass Index (BMI). Es handelt sich hierbei um einen Richtwert, der auf Basis des Verhältnisses zwischen Körpergewicht und Körpergröße einer Person ermittelt wird. Dieser Richtwert kann dann über die Zusammensetzung der Körperkonstitution eines Menschen Auskunft geben.

Die Rechnung sieht wie folgt aus:

Körpergewicht

Körpergröße in m x Körpergröße in m

Um unseren BMI zu ermitteln, teilen wir unser Körpergewicht durch das Quadrat unser Körpergröße in Metern. Ein hoher BMI-Wert deutet auf ein Übergewicht hin. Du kannst hierzu auch den BMI

Rechner nutzen: https://www.bauchspeck-weg.com/bmi-rechner.

Damit du ein Gefühl dafür bekommst, welcher Wert besonders hoch ist und bereits im Feld der Adipositas (Fettleibigkeit) liegt, möchte ich dir die Punktebewertung des BMI hier aufzeigen:

Bezeichnung	BMI (kg/m²)	Körpergewicht
Leichtes Untergewicht	17,0 - 18,5	Untergewicht
Normales Gewicht	18,5 - 24,9	Normalgewicht
Prä-Adipositas	25,0 - 29,9	Übergewicht
Adipositas	30,0 - 34,9	Adipositas

Hast du dein Gewicht gefunden? Dann weißt du jetzt, was du zu tun hast – oder?

Zusammenfassung

Es gibt viele Gründe, warum der Mensch zu Übergewicht neigt. Es gibt jedoch zwei Hauptursachen: zu viel Essen und zu wenig Bewegung. Damit du dein Traumgewicht erreichst, solltest du dir also die Frage stellen, inwiefern du ein gesundes, ausbalanciertes Leben führst. Helfen kann dir dabei das Ermitteln deines Normalgewichts. Dieses kannst du mit dem Body-Mass-Index (BMI) berechnen.

Hast du dein Normalgewicht ermittelt, kannst du nun ausrechnen, wie viel Kalorien du pro Tag einsparen kannst, um langfristig abnehmen zu können. In der Regel kannst du von 500 g bis 1 kg pro Woche ausgehen, die du in einem gesunden Rahmen verlieren kannst, ohne die Folgen eines Jojo-Effekts zu spüren. Nutze die Kraft einer gesunden Ernährung und die tägliche Bewegung dafür, um deine Gewichtsabnahme langfristig zu unterstützen.

Es bringt rein gar nichts, wenn du dich einseitig ernährst oder in einen chronischen Nährstoffmangel gerätst. Dies sind häufige Ursachen für das steigende Übergewicht in den Industrieländern. Du kannst also nicht nur mit einer ungesunden zuckerreichen Ernährungsweise zu mehr Gewicht kommen, sondern auch nach einer Diät schnell wieder an Gewicht zulegen, weil dir wichtige Nährstoffe fehlen. Finde die richtige Balance und du bist schneller an deinem Ziel als du schauen kannst.

KAPITEL 2

ALLES RUND UM DEN ZUCKER

Was ist Zucker?

Die Welt spricht über Zucker – aber was ist Zucker eigentlich? Jeder von uns hat ein bestimmtes Bild vor Augen, wenn wir von Zucker sprechen. Aber ist es auch das gleiche? Wenn wir von Zucker sprechen, ist der raffinierte Haushaltszucker gemeint. Er ist an seinen weißen Kristallen zu erkennen. Normalerweise steht er in jeder deutschen Küche und wir häufen ihn löffelweise schon morgens in unseren Kaffee.

Der weiße „Kristallzucker" stammt aus Zuckerrüben oder Zuckerrohr. Man könnte nun meinen: „Zucker ist doch pflanzlich, also kein Problem!" Genau dies ist tatsächlich das, was viele Menschen denken – besonders ältere Generationen. Der Unterschied zu vor 80 Jahren ist aber, dass es den Zucker damals noch nicht in einem solchen Übermaß gab wie heute. Erst seit wenigen Jahrzehnten gibt es Zucker in Massen und zu einem günstigen Preis überall zu kaufen.

Ich könnte dieses Kapitel daher auch „Vom weißen Gold zum weißen Gift" bezeichnen. Denn es ist tatsächlich so, dass uns zu viel Zucker einfach nicht guttut und wir seinen wahren Wert vergessen haben. Zucker in zu vielen Mengen kann nicht nur zu Abhängigkeiten führen, sondern auch für die Entstehung von Krankheiten wie Diabetes Typ 2 oder Bluthochdruck verantwortlich sein.

Genau aus diesem Grund lassen immer mehr Menschen den Zucker in ihrem Kaffee weg oder ersetzen ihn durch Süßstoff oder eine alternative Zuckerquelle. Aber macht das die Sache wirklich besser?

Ist jeder Zucker ungesund?

Kommen wir direkt auf den Punkt: Der Kristallzucker besteht zu 50% aus Fruktose und aus 50% aus Glukose. Er hat damit eine ähnliche Zusammensetzung wie Rohrohrzucker (50% Fruktose), Honig (40% Fruktose) oder Ahornsirup (40% Fruktose). Wie du siehst, ist auch der Fruktose-Anteil in den Zuckeralternativen sehr hoch. Die Alternativen sind also keineswegs gesünder für unseren Körper.

Ob der Zucker nun in Form von weißem Haushaltszucker, Honig oder Ahornsirup in unseren Körper gelangt, ist also erstmal nicht ausschlaggebend. Viel wichtiger sind die Folgen, die im Körper bei einem übermäßigen Verzehr zu sehen sind. So kann uns Zucker in jeglicher Form müde, depressiv, antriebslos und krankmachen.

Es gibt allerdings eine gesunde Alternative zum üblichen Zucker: den natürlichen Zucker aus Früchten, Gemüse und Vollwertkost. Diese Lebensmittel sollten anderen Nahrungsmitteln daher vorgezogen werden! Der größte Unterschied zwischen dem natürlichen Zucker und dem Fertig-Zucker, wie wir ihn im Supermarkt finden, können wir vor allem am Blutzuckerspiegel erkennen.

Du kannst dir den Blutzucker wie eine Achterbahnfahrt vorstellen. Den Blutzucker? Richtig! Denn Zucker lässt den Blutzuckerspiegel rasant ansteigen – ganz im Gegensatz zu Eiweißen oder

Fetten! Ähnliches gilt auch für die komplexen Kohlenhydrate aus Gemüse und Vollkornprodukten: Der Blutzuckerspiegel steigt nur langsam an. So bleibt nicht nur der Blutzucker konstant, sondern auch das Hormon Insulin, das von der Bauchspeicheldrüse ausgeschüttet wird, um den Zucker im Blut zu den Zellen zu transportieren.

Je mehr Zucker du also im Blut hast, umso mehr Insulin muss produziert werden. Besonders bei Einfachzuckern, wie in Süßigkeiten, Keksen und Kuchen sowie Weißmehlprodukten (z.B. Pasta, Brot und Pizza) ist dies der Fall. Je weniger Zucker wir aufnehmen, umso besser ist dies für die Gesundheit unseres Körpers! Das gilt insbesondere dann, wenn du schon übergewichtig bist.

Gesunden Zucker – wenn wir ihn so bezeichnen wollen – finden wir also vorwiegend in naturbelassenen Lebensmitteln wie Obst, Gemüse, Getreide, Nüsse und Hülsenfrüchte. Alle anderen Zuckerarten, die industriell verarbeitet wurden, sollten so wenig wie möglich den Weg in unseren Körper finden.

Zuckerfallen im Alltag und wie du diese umgehst!

Es ist ziemlich einfach, den Zucker im Kaffee weg zu lassen – aber was ist mit dem Zucker in Fertigprodukten? Zucker versteckt sich heutzutage in fast allen abgepackten Nahrungsmitteln. Nicht nur Süßigkeiten, Eis, Kekse und Kuchen stecken voller Zucker. Auch Brot, Müsli, Tomatenmark, Saucen und Suppen werden zu unbekannten Zuckerfallen. Zucker steckt in vielen Nahrungsmitteln, um sie schmackhafter und haltbarer zu machen.

Auch wenn wir auf das Etikett der Produkte schauen, macht uns das oft nicht schlauer. Denn wir werden um die Nase herumgeführt mit Begriffen wie Maissirup, modifizierte Stärke, Maltose, Dextrose, Karamellzuckersirup oder Laktose. All dies sind Begriffe für Zucker. Sie liegen einfach nur in einer anderen Form vor.

Damit du mit offenen Augen und einem cleveren Kopf durch den Supermarkt ziehen kannst, zähle ich dir 10 Nahrungsmittel auf, die du am besten meiden solltest. Sie enthalten nicht nur viel Zucker, sondern machen auf Dauer auch dick!

1. Salatdressings und Fertigsaucen

Wenn du einen Salat mit Dressing essen willst, solltest du das Dressing am besten selbst zubereiten. Dann weißt du nämlich ganz genau, was drin ist! Fertigpackungen stecken voller Zucker. Das Gleiche gilt auch für Fertigsaucen: bereite sie selbst zu!

2. Konserven

Alles, was aus der Dose kommt, sollte hinterfragt werden. Ja, alles! Dazu gehören eingelegte Früchte, Tomatensaucen, Suppen, Gemüse oder Hülsenfrüchte. Bevor du nach einer Konserve greifst, wirf einen Blick auf das Kleingedruckte. Denn es ist oft Zucker enthalten, der hier gar nicht reingehört. Auch hier gilt: Selber (auf)kochen!

3. Light Produkte

Sie gelten als besonders zuckerarm und doch enthalten sie eine Menge Zucker! Wie kann das sein? In der Herstellung wird den Getränken bzw. Lebensmitteln das Fett entzogen. Damit es schmackhaft bleibt, wird eine andere Form von Zucker sowie weitere Geschmacksverstärker beigefügt. Diese sind alles andere als gesund!

4. Fertigmüsli

Auch in vielen Sorten von Fertigmüsli befindet sich Zucker, der auf dem ersten Blick nicht zu erkennen ist. Die Hersteller kennen sich gut aus mit dem Verstecken der zuckrigen Zutaten! Vermeintlich gesunde Müslisorten werden damit zu einer zuckrigen Kalorienbombe auf dem Frühstückstisch.

Es ist dabei so einfach, Müsli selbst zu mixen! Suche dir ein paar Haferflocken, Chia-Samen, Nüsse und Sonnenblumenkerne zusammen und mische dir daraus dein eigenes Müsli – ganz ohne Zucker!

5. Brot & Brötchen

Auf Weißbrot sollte möglichst verzichtet werden, da hier nichts weiter enthalten ist als ungesunde Zutaten wie z.B. Geschmacksverstärker und Konservierungsstoffe. Dies gilt insbesondere für Toastbrot. Deshalb sollte immer ein Kauf von Vollkornbrot bevorzugt werden. Aber auch hier heißt es Vorsicht! Denn auch Vollkornprodukte werden heutzutage mit verstecktem Zucker produziert (z.B. mit Malzzucker oder Karamellsirup).

6. Smoothies

Sie gelten als besonders gesund und doch sollten wir beim Verzehr aufpassen: Smoothies! Generell spricht nichts gegen Smoothies – solange wir auf die Menge achten! Denn Frucht-Smoothies können eine Menge Zucker enthalten, die im Obst als Fruktose gespeichert ist. Besser sind hier Grüne Smoothies, die du am besten zu 60% aus Blattgrün wie Spinat oder Grünkohl und zu 40% aus Früchten herstellst.

7. Müsliriegel

Müsliriegel aus dem Einkaufsregal stecken häufig voller Zucker. Die beste Energie für zwischendurch erhältst du durch selbstgemachte Snacks, wie z.B. Energy Balls. Diese sollten möglichst viele Nüsse und Samen und weniger Trockenfrüchte enthalten.

8. Fruchtsaftschorlen

Du kannst dir eins merken: Enthält eine Apfel- oder Orangenschorle ein Fruchtsaftkonzentrat, ist in diesem Getränk Zucker enthalten. Du solltest also einen möglichst großen Bogen um dieses Getränk machen. Am besten kannst du dir deine Schorlen selbst zubereiten und den reinen Fruchtsaft mit sprudelndem Wasser mixen.

9. Desserts

Auch Puddings, Fruchtjoghurts und Milchreis können eine Menge an Zucker enthalten, von dem wir auf dem ersten Blick nichts sehen. Viele Desserts würden ohne Zucker gar nicht schmecken! Indem du allerdings einen Natur-Joghurt wählst und diesen mit Früchten aufpeppst, kannst du nicht nur Kalorien sparen, sondern noch richtig kreativ werden!

10. Eis

Stelle dein eigenes Eis her und du kannst auf der

sicheren Seite sein, dass du hier keinen versteckten Zucker isst. Es gibt heutzutage kaum noch Eis-Anbieter, die keine Geschmacksverstärker oder Zucker in ihrem Eis verbergen. Dabei kann ein selbst gemachtes Eis aus tiefgefrorenen Früchten so lecker schmecken!

Was ist Zuckersucht und wie sehen die Symptome aus?

Wer ständig nur ans Essen denkt, macht sich abhängig. Während unsere Gedanken nur ums Essen kreisen, können wir uns kaum noch auf etwas anderes konzentrieren. In der modernen Gesellschaft ist dies nichts Seltenes mehr. Schon der erste Gedanke am Tag gehört bei den meisten Leuten dem Frühstück. Wir schlagen unsere Augen auf und wollen etwas essen. Dies kann eine Gewohnheit sein – oder eine Sucht.

Eine Sucht? Vielleicht fragst du dich jetzt, was dies mit einer Sucht zu tun haben soll. Es ist nun mal so, dass wir in der heutigen Gesellschaft Nahrung – und als großen Bestandteil hiervon insbesondere Zucker – im Überfluss haben. Schneller als wir denken können, greifen unsere Hände nach der Schokolade im Supermarktregal, der Zitronentorte im Café oder dem Popcorn im Kino.

Zucker gehört noch immer zu den Genussmitteln. Nur leider finden wir Zucker heutzutage fast überall: Pizza, Brot, Saucen, Pasta, Suppen... Ich könnte diese Liste nun unendlich lang weiterführen. Bestimmt deine Nascherei und dein Verlangen nach etwas Süßem deinen Tagesablauf, kann der Genuss schnell zum Zwang und dann zur Sucht werden. Wir essen also nicht mehr aus Genuss, sondern aus Zwängen und Süchten.

Die Zuckersucht schleicht sich langsam heran und überfällt dich quasi von hinten. Du bekommst es erst dann mit, wenn du dich im Spiegel betrachtest oder auf der Waage vor Schrecken zusammenzuckst. Das kann einige Zeit dauern und bis dahin hat sich in deinem Körper schon einiges abgespielt: Dein Körper hat sich an die regelmäßige Zuckerzufuhr so stark gewöhnt, dass er immer wieder neuen Zucker verlangt. Denn der Zucker fördert die Produktion von zwei Glückshormonen: Serotonin und Dopamin.

Während Serotonin dafür sorgt, dass du glücklich, entspannt und zufrieden durch die Welt gehst, löst Dopamin ein euphorisches Feuer in dir aus. Dies kann sich zum Beispiel durch eine große Vorfreude zeigen. Auch trägt Dopamin Verantwortung für die bekannten Schmetterlinge im Bauch, wenn wir verliebt sind.

Lass mich dir das am Beispiel von einem Marathon erklären. Sobald es mit dem Rennen losgeht, schüttet unser Körper vor lauter Aufregung und Anspannung eine Menge Dopamin aus. Haben wir das Ziel erreicht, wird eine Extra-Portion Serotonin hinzugefügt. Wir fühlen uns erleichtert, glücklich und sind stolz. Zwar laufen wir keinen Marathon, wenn wir Zucker zu uns führen. Aber es kommt trotzdem zu ähnlichen Auswirkungen.

Doch was passiert, wenn wir unserem Körper keinen Zucker mehr geben? Ähnlich wie bei einem Drogenentzug, kommt es zu den sogenannten Entzugserscheinungen. Wir leiden unter einer extremen Müdigkeit, Kopfschmerzen, Unruhe und einer möglichen Schlaflosigkeit. Häufig leiden vor allem die Mitmenschen, denn es kommt zu starken Stimmungsschwankungen des Betroffenen. Gereiztheit, Nervosität oder eine schnelles „Aus der Haut fahren" gehört häufig dazu.

Zu erkennen ist eine Zuckersucht vor allem daran, dass der Betroffene heimlich nascht und mehrere Süßigkeiten-Quellen versteckt hält. Diese werden mit einem Mal vernascht und schnell werden die Zuckerspeicher wieder aufgefüllt.

Zuckersucht: Nachteile, Risiken, Nebenwirkungen und Folgen

Wer zu einem täglichen Schokoriegel greift – und das meist zur selben Tageszeit – gefährdet sich für eine Zuckersucht. Diese bringt nicht nur eine körperliche Abhängigkeit mit sich. Auch kommt es im Körper selbst zu diversen Schäden und Folgeerkrankungen sind nicht auszuschließen. Zudem kann es zu einer Mangelernährung kommen, die lebenswichtige Organe wie die Nieren, Leber oder den Darm angreift.

Auch wenn er als Geschmacksträger unverzichtbar ist, bringt Zucker dem Körper nichts als Ärger! Denn es sind nichts als leere Kalorien, die im Zucker stecken. Damit fehlen die wichtigen Nährstoffe, die unser Körper braucht, um seine wichtigen Funktionen aufrechterhalten zu können. Es wird alles Süße bevorzugt und wichtige Nährstofflieferanten wie Gemüse oder Obst werden bewusst ignoriert.

Lass uns einmal näher anschauen, welche Folgen eine Zuckersucht mit sich bringen kann:

1. **Zucker macht dumm**

   Mit Zucker kann nicht nur unser Körper träge werden, sondern vor allem auch unser Kopf. Es kommt zu Konzentrationsschwierigkeiten und einem Leistungsabfall. Der Spruch „Zucker macht dumm" ist somit überhaupt nicht weit gegriffen. Zucker kann in hohen Mengen und regelmäßiger

Zufuhr tatsächlich die Gehirnfunktionen in negativer Weise beeinflussen.

2. Herzerkrankungen

Mehrere Studien haben bewiesen, dass ein hoher Zuckerkonsum bei der Entstehung von Herzerkrankungen seine Finger im Spiel hat. Zu den Herzerkrankungen zählen unter anderem Arteriosklerose, Bluthochdruck und Herzinfarkte.

3. Fettleber

Bei der Verdauung von zu viel Fruchtzucker können aggressive Elemente entstehen, die unsere Leber angreifen. Dies liegt daran, dass nur ein bestimmter Teil des Fruchtzuckers in Energie umgewandelt werden kann. Der Rest des Fruchtzuckers wird in Fettsäuren umgewandelt. Insbesondere isolierter Fruchtzucker (z.B. weißer Zucker, Rohrohrzucker) sollte weiter vermieden werden, damit es erst gar nicht zu einer sogenannten „Fettleber" kommen kann.

4. Diabetes

Zu viel Zucker wirkt sich nicht nur auf unsere Zähne aus und fördert die Entstehung von Karies. Auch entstehen weitere gesundheitliche Risiken, wie die Entwicklung von Diabetes Typ 2. Wenn der Blutzuckerspiegel außer Kontrolle gerät, kann der Körper alleine nicht mehr für die richtige

Regulierung sorgen. Die Folge daraus ist Diabetes Typ 2.

5. Krebs

Eine weiterführende Folge einer Zuckersucht kann die Entstehung von Krebszellen sein. Wird zu viel Zucker zugeführt, können sich Krebszellen schneller verbreiten und die Zellen beschädigen. Besonders unsere Verdauungsorgane (z.B. Speiseröhre, Darm und Bauchspeicheldrüse) sind vom Krebs betroffen. Doch Krebs kann genauso gut auch an anderen Körperstellen und Organen auftreten.

6. Schlechte Darmflora

Jeder von uns besitzt eine Darmflora. Sie besteht aus guten und schlechten Bakterien. Nehmen die schlechten Bakterien allerdings überhand, kann dies zu einer Schwächung des Immunsystems führen. Ist das Immunsystem geschwächt, kannst du dir denken, was passiert: Erkältungen, Viren und andere Krankheiten haben die Möglichkeiten, sich in uns breit zu machen.

Top 7 Irrtümer über Zucker, die du bis jetzt geglaubt hast!

Es gibt viele Irrtümer über Zucker. Sie übertragen sich von Generation auf Generation. Auch wenn wir oftmals kaum Hintergrundwissen haben, übernehmen und vertreten wir diesen Mythos. Es wird nun einmal gerne über Essen und insbesondere Zucker gesprochen. Doch was ist tatsächlich dran an den ganzen Mythen und was ist lediglich ein großer Irrtum? Ich kläre dich jetzt auf!

Mythos #1: Du brauchst eine Mindestmenge an Zucker

Wenn es darauf ankommt, was wir zum Erhalt unseres Körpers und seinen Funktionen brauchen, ist dies nicht viel. So können wir mit Proteinen und Fetten durch den Tag gehen. Die nötige Energie kann unser Körper ganz alleine aus den zugeführten Nährstoffen herstellen. Darüber hinaus gelten Gemüse und Getreideprodukte als eine gute Energiequelle. Unser Körper kann diese Lebensmittel optimal nutzen, um Glukose zu produzieren.

Mythos #2: Brauner Zucker ist gesünder als weißer Zucker

Es ein weit verbreitetes Gerücht, dass brauner Zucker gesünder sei als weißer Zucker. Wie ich bereits erklärt habe, ist die Zusammensetzung aus weißem Zucker oder anderen Zuckerarten sehr ähnlich. Auch im

Hinblick auf die Mineralstoffe macht es keinen Unterschied, mit welchem Zucker du deinen Tee süßt. Zucker bleibt also Zucker.

Mythos #3: Honig ist gesünder als weißer Zucker

Honig ist in Deutschland beliebter als in allen anderen Ländern der Welt. Auch wenn es zunächst nach einer gesunden Alternative zu normalem Zucker aussieht, ist die Zusammensetzung des Honigs ähnliches wie die des Zuckers. Denn auch Honig besteht zu einem Großteil aus Fruchtzucker, der den Blutzuckerspiegel in die Höhe treibt. Honig lässt sich vielleicht mit einem besseren Gewissen genießen. Doch von der Zusammensetzung tut sich nicht viel.

Mythos #4: Traubenzucker macht fit

Traubenzucker kennen die meisten von uns, wenn der Kreislauf schlappmacht. Schnell gibt es einen Traubenzucker und wir kommen wieder auf Fahrt. Dies ist allerdings nicht von langer Dauer. Denn der Blutzuckerspiegel sinkt mit diesem Einfachzucker genauso schnell, wie er nach oben geschossen ist. Genau dies bewirkt dann das Gegenteil: Wir fühlen uns wieder schlapp und müde. Daher macht es mehr Sinn, komplexe Kohlenhydrate zu sich zu führen und lieber eine Banane zu essen anstatt Traubenzucker.

Mythos #5: Fruchtzucker ist gesund

Obst ist am gesündesten, wenn es in Maßen gegessen

wird. Denn auch Obst enthält Zucker, der sich aus Fruchtzucker und Traubenzucker (Glukose) zusammensetzt. Fruchtzucker bringt bei einer hohen Zufuhr nicht nur mehr Fett auf die Hüften. Auch kann es zu Leberschäden kommen, der sogenannten „Fettleber", die ich in diesem Buch bereits erwähnt hatte. Daher solltest du darauf achten, dass nicht zu viel Fruchtzucker in deinem Essen steckt.

Mythos #6: Zuckerfrei heißt ohne Zucker

Die Supermärkte von heute sind gefüllt mit Produktneuheiten, die angeblich komplett auf Zucker verzichten. Solche Lebensmittel werden auch als „Light Produkte" bezeichnet. Sie kommen mit Beschreibungen wie „Zuckerfrei" oder „Ohne Zuckerzusatz" daher. Anstatt normalen Zucker werden jedoch Zuckeralternativen eingesetzt.

Mythos #7: Erfrischungsgetränke machen nicht dick

Je mehr gesüßte Getränke du zu dir nimmst, umso mehr steigt das Risiko auf Übergewicht und ernährungsbedingte Folgeerkrankungen. Dies gilt sowohl für Kinder als auch Erwachsene. Es ist daher nicht richtig zu behaupten, dass Limos und andere zuckrige Getränke nichts mit den steigenden Zahlen an Übergewicht zu tun haben.

Zucker und Heißhungerattacken – Die Lösung

Gehörst auch du zu denjenigen, die ständig einen gewissen Hunger verspüren? Du kannst jederzeit etwas essen und dein Körper verlangt immer nach neuer Energie? Dann solltest du jetzt genau zuhören! Denn ich habe die Lösung, wie du deine Heißhungerattacken in den Griff bekommst!

Heißhunger ist ein Anzeichen für einen Energiemangel. Es handelt sich hier meist nicht nur um einen kleinen Hunger, sondern ein starkes Hungergefühl. Dies kann verschiedene Ursachen haben. Dazu zählen unter anderem Stoffwechselerkrankungen (z.B. Diabetes) sowie bestimmte Lebensumstände, wie z.B. Stress im Job oder eine Schwangerschaft. Es kann sich aber auch schlicht und einfach um einen Mangel an Energie handeln.

Die häufigsten Ursachen für einen Energieabfall und ein starkes Hungergefühl sind vor allem ein Schlafmangel, Stress, eine stark geistige oder körperliche Anstrengung, ein Nährstoffmangel, eine lange Essenspause oder ein unregelmäßiges Essverhalten. Sobald du die Ursache gefunden hast, kannst du etwas ändern. So kannst du beispielsweise bei zu viel Stress für mehr Entspannung sorgen oder bei einem Nährstoffmangel deine Ernährung mit gesunden Lebensmitteln aufpeppen. Ist die Ursache gefunden, kannst du also auch etwas tun!

Letztendlich liegt es an dir selbst, wie viel Zucker du täglich zu dir nimmst. Je mehr du über Zucker und seine geheimen Verstecke weißt, umso besser kannst du dich auf eine gesunde Ernährung einlassen. Denn wie wir bisher in diesem Kapitel gelernt haben, versteckt sich Zucker in fast allen abgepackten Nahrungsmitteln. Dass es hier unerwartet zur nächsten Heißhungerattacke kommen kann, sollte uns daher nicht überraschen.

Je mehr Kontrolle du über dein Essverhalten und deine Lebensgewohnheiten hast, umso besser kannst du auch die Heißhungerattacken in den Griff bekommen. Iss in regelmäßigen Abständen und sorge dafür, dass du möglichst wenig Stress ausgesetzt bist. Oft entsteht Stress auch in unserem Kopf. Daher wirken Entspannungsmaßnahmen wahre Wunder! Yoga Übungen oder autogenes Training relaxen nicht nur deinen Körper, sondern auch deinen Geist. So kannst du mal komplett runterfahren und dich vom stressigen Alltag loslösen!

Versuche dich so gut wie möglich von Heißhungerattacken abzulenken. Anstatt direkt nachzugeben, solltest du eine Alternative suchen. Du kannst stattdessen eine E-Mail schreiben, jemanden anrufen, eine Runde spazieren gehen, ein Glas Wasser trinken oder etwas anderes tun, das dir einfällt. Indem du dich bewusst ablenkst, gibst du der Heißhungerattacke null Chance!

Wichtig ist im Übrigen auch, dass du die Ernährungsumstellung und das Abnehmen nicht zu streng siehst und ein bisschen Spaß reinbringst. Genau dann kommt es auch nicht so schnell zum Heißhunger. Wenn du entspannt bist, merken dies auch deine Gehirnzellen und sie bleiben locker und geschmeidig. Anstatt nach Nahrung zu rufen, können sie entspannen und sich auf die nächste Mahlzeit freuen.

Sollte es einmal gar nicht mehr auszuhalten sein, kannst du ein Stück Obst naschen. Dies solltest du aber ganz bewusst tun und nicht heimlich. Nimm dir dafür ausreichend Zeit und genieße den Moment, in ein Stück Ananas oder Mango zu beißen!

Zusammenfassung

Nun wissen wir, was es mit dem Zucker auf sich hat und dass die verschiedenen Zuckersorten sich nicht großartig voneinander unterscheiden. Vielmehr geht es um die konsumierte Menge, die wir täglich zu uns nehmen.

Entscheidend ist also, dass du dir über deinen Zuckerkonsum bewusstwirst und den Konsum so gut wie möglich einschränkst. Dabei solltest du dich nicht unter Druck setzen und dein eigenes Tempo gehen.

Wer ständig nach etwas Süßem Ausschau hält und sich ohne Zucker kaum noch bewegen oder klar denken kann, sollte etwas tun! Auf lange Sicht kann die zuckrige Abhängigkeit in ernährungsbedingte Krankheiten wie z.B. Diabetes führen.

Genau aus diesem Grund solltest du dir über deine Heißhungerattacken Gedanken machen und ihnen auf den Grund gehen. Warum neigst du dazu, so viel zu essen? Hast du viel Stress im Leben oder tragen versteckte Zuckerfallen in deinem Essen daran die Schuld?

Indem wir den Gründen einer Zuckersucht und dem ständigen Heißhunger auf den Grund gehen, lernen wir nicht nur mehr über den Zucker, sondern auch über uns selbst.

Wie viel Energie und Durchhaltevermögen besitzt du tatsächlich und kannst du dich einer Heißhungerattacke wirklich stellen und ihr standhalten? Lass dich nicht länger von Mythen beirren und gehe deinen eigenen, individuellen Weg – hinaus aus der Zuckersucht!

KAPITEL 3

WAS IST ZUCKER DETOX?

Was ist Zucker Detox?

Immer mehr Menschen gehen dazu über, für eine gewisse Zeit auf Zucker zu verzichten. Die Rede ist von einer sogenannten „Zucker Detox". Der Begriff „Detox" stammt – wie heutzutage üblich – aus dem Englischen und kann als „Entgiftung" übersetzt werden. Es geht darum, den Körper auf einen Zuckerentzug zu setzen. Journalisten, Blogger und Berühmtheiten stellen sich freiwillig einer solchen Detox-Kur und viele Menschen machen es ihnen nach.

Aber was passiert in so einer Zucker Detox? Wir versetzen unseren Körper in eine Art Ausnahmezustand. Das Zucker-Level sinkt auf null herab und wir zeigen dem Körper damit, dass er auch ganz gut ohne die weißen Kristallkörner leben kann. Schon nach wenigen Stunden bzw. Tagen zeigen sich die ersten Auswirkungen der Detox und der Körper sehnt sich nach Zucker. Der Körper hat sich bereits so stark an den Zucker gewöhnt, dass es ihm schwerfällt, ohne Zucker auszukommen.

Die Auswirkungen können bei jeder Person unterschiedlich aussehen. Zu den Entzugserscheinungen von Zucker gehören unter anderem Kopfschmerzen, eine leichte Gereiztheit sowie Schwierigkeiten beim Einschlafen. Es fehlt die Energie, die wir gewohnt sind und unser Körper sehnt sich nach etwas Süßem. Genau aus diesem Grund kommt es in den meisten Fällen zu Heißhungerattacken.

Wie die Entzugserscheinungen am Ende des Tages aussehen, ist von dir und deinem Körper abhängig. Du kannst hier allerdings im Vorfeld schon etwas tun und ausreichend Wasser trinken, damit es erst gar nicht zum Heißhunger kommt. Auch viel Schlaf und eine gesunde Ernährung mit viel Gemüse hilft, die Heißhungerattacken zu umgehen. Je mehr du mit dir selbst im Reinen bist, umso weniger verlangt dein Körper nach Zucker. Yoga, Meditation und Entspannungsübungen kommen hier also genau richtig!

Während unser Verstand gewillt ist, auf Zucker zu verzichten, ist es für unseren Körper also eine durchaus schwierige Aufgabe. Der Blutzuckerspiegel erreicht seinen Tiefpunkt und muss nun wieder in ein Gleichgewicht zurückfinden. Unter Umständen kann es auch dazu führen, dass wir so wenig Energie haben, dass unsere Leistung und Konzentration darunter leidet. Es ist demzufolge auch völlig normal, eine starke Müdigkeit zu verspüren.

Das Gute an diesem Zustand ist allerdings, dass er vorbeigeht und wir schon bald wieder zu einem normalen, geregelten Rhythmus kommen und auch unser Körper wieder neue Energie verspürt. Denn hat der Körper erst einmal gelernt auf Zucker zu verzichten, können wir auch in emotional unstabilen Situationen stark bleiben. Wenn wir uns gestresst, frustriert oder traurig fühlen, können wir diesen Moment nutzen, um endlich mit unserem Naschen aufzuhören und uns den Gefühlen zu stellen.

Am besten führst du in dieser Zeit ein Tagebuch, in welchem du aufschreibst, wie du dich fühlst und was die Gefühle in dir auslösen. Welche Emotionen sind mit deinem Heißhunger verbunden? In welchen Momenten sehnst du dich besonders stark nach etwas Süßem? Bereite dich am besten schon im Vorfeld auf ein solches emotionales Tief vor und du kannst ihm gelassener und entspannter begegnen. Auf diese Weise kann dann auch der Zuckerentzug besser funktionieren.

Wie funktioniert Zucker Detox?

Damit wir den Zucker-Kreislauf durchbrechen können, müssen wir einen Stopp einlegen. Genau dies tun wir mit der Zucker Detox. Es reichen schon 7 Tage, um deinen Körper von Zucker zu entwöhnen. Hierzu gibt es verschiedene Ideen, wie du deinen Körper leichter entwöhnen kannst und schon innerhalb der ersten Tage spürst, wie du Richtung Traumgewicht gehst.

Zunächst solltest du damit anfangen, dein vier Wände vom Zucker zu befreien. Während du dies tust, kannst du dich auch schon gedanklich auf die Zeit ohne Zucker vorbereiten. Denn was viele nicht wissen, ist die Tatsache, dass die Zucker Detox nicht nur für den Körper eine krasse Sache ist, sondern auch für deinen Verstand. Denn es ist nichts anderes als unser Kopf, der uns in den Heißhungerattacken zum nächsten Schokoriegel führt.

Kommt es während der Detox zu einem solchen Hungergefühl, kannst du dich mit einer fett- und eiweißreichen Kost retten. Kohlenhydrate, die schnell verdaut werden können (z.B. Fruchtsäfte mit Zucker oder Weißmehlprodukte) sollten mit langkettigen Kohlenhydraten wie Brokkoli, Kichererbsen oder Linsen ersetzt werden. Weitere Lebensmittel, die du während deiner Detox essen kannst, findest du im nächsten Kapitel.

Warum ausgerechnet Proteine? Mit Proteinen bekommst du deinen Blutzuckerspiegel und den

Insulinausstoß wieder in den Griff. Dies mindert den Heißhunger und regt die Fettverbrennung an. Darüber hinaus helfen auch gute, gesunde Fettsäuren für ein lang anhaltendes Sättigungsgefühl. Deine Zellen werden mit ausreichend Energie versorgt und du kannst das Risiko für die nächste Heißhungerattacke senken.

Die Grundlage für die Detox stellen nicht nur Proteine und Fette dar, sondern auch eine hohe Flüssigkeitszufuhr. Du solltest daher möglichst viel Wasser trinken (2-3 Liter täglich). Auch Kräuter- oder Grüntees kannst du ruhigen Gewissens zu dir führen.

Besonders hilfreich ist außerdem ausreichender Schlaf und die Reduzierung von Stress. Je weniger Stress der Mensch hat, umso besser kann er in der Regel auch schlafen. Such dir daher eine stressfreie Zeit aus, in der du die Zucker Detox durchführen kannst, wie z.B. ein Urlaub. Je entspannter wir sind, umso mehr können wir unseren Stoffwechsel positiv beeinflussen.

Zusammenfassung

Indem wir unseren Körper auf einen Zucker-Entzug setzen, können wir ihm zeigen, dass er auch ganz gut ohne Zucker auskommt. Wichtig ist dabei, dass du die Sache mit einem kühlen und entspannten Kopf angehst und dich nicht verrückt machen lässt. Am besten kannst du die Zucker Detox im Urlaub durchziehen, wenn du nicht von Stress im Job und Alltagsproblemen gejagt wirst.

Kommt es während der Detox zu einem Heißhungergefühl oder anderen Zuständen, solltest du nicht gleiche zum nächsten Süßkram greifen. Bleib stark und halte dich an die Lebensmittel, die im nächsten Kapitel genannt werden. Trinke darüber hinaus viel Wasser, suche dir einen Ausgleich wie z.B. Yoga oder einen Sport. Bewegung tut nicht nur unserem Körper gut, sondern beruhigt auch unsere Seele. Außerdem lenkst du deinen Körper nicht mehr in Richtung Zucker, sondern lenkst ihn davon ab.

Es gibt viele Möglichkeiten, wie du in eine Zucker Detox starten kannst. Bereits im Vorfeld kannst du viel dafür tun, dass du es ohne Heißhungerattacken überstehst. Hast du die Entgiftung vom Zucker erst einmal überstanden, wirst du dich auf jedem Level wohler fühlen – sowohl körperlich als auch geistig. Letztendlich solltest du es als spannendes Projekt deines Körpers beobachten und die Zeit der Entgiftung dafür nutzen, dich und deinen Körper besser kennenzulernen. Dann klappt es auch mit dem Abnehmen!

KAPITEL 4

DEINE ZUCKERFREIE ERNÄHRUNG

Was du essen und trinken darfst

Natürlich darfst du essen und trinken, was du willst. Willst du allerdings zu möglichst schnellen Ergebnissen kommen, solltest du dich an die Angaben in diesem Kapitel halten. Denn hier führe ich dir die Lebensmittel auf, die besonders förderlich für deine Entgiftung sind und die Lebensmittel, die deinem Körper eher schaden. Besonders dann, wenn du langfristig auf eine zuckerfreie Ernährung setzt, solltest du deine Ernährung auf Basis der gesunden Lebensmittel ausrichten.

Da viele Lebensmittel aus dem Supermarkt zusätzlichen Zucker enthalten und unseren Körper zu stark belasten, solltest du damit anfangen, diese Lebensmittel gründlich auf ihre Inhaltsstoffe zu prüfen. Ist Zucker zugesetzt worden, kommen die Nahrungsmittel weg. Auch rohe Früchte können viel

Zucker enthalten und werden insbesondere während der Detox-Kur nicht empfohlen.

Zu den zuckerfreien Lebensmitteln gehören alle Lebensmittel mit einem Zuckeranteil unter 5%. Hierzu gehören unter anderem:

- Artischocke (2,9%)
- Aubergine (2%)
- Avocado (1%)
- Blattsalat (0,7%)
- Blumenkohl (2%)
- Brokkoli (1,9%)
- Fenchel (0,4%)
- Grüne Oliven (0%)
- Grüner Spargel (0,2%)
- Grünkohl (2%)
- Käse (1%)
- Kidneybohnen (0,2%)
- Kokosmilch (1,9%)
- Linsen (1,8%)
- Mandelmilch (0%)
- Mangold (0,5%)
- Papaya (2,4%)
- Petersilie (0.9%)
- Pilze (0%)
- Radieschen (2%)
- Rucola (1,9%)
- Sauerkraut (0,8%)
- Sojamilch (0,1%)
- Spinat (2%)
- Weiße Bohnen (0,6%)

Was du nicht essen und trinken darfst

Natürlich gibt es auch Lebensmittel, die nicht auf deinen Speiseplan gehören, wenn du abnehmen willst. Hierzu gehören neben den Fertigprodukten aus dem Supermarkt auch stärkehaltige Lebensmittel wie z.B. Kartoffeln, Kürbisse oder Rüben. Sie können dir den Zuckerverzicht und die Gewichtsabnahme nicht nur erschweren, sondern auch eine echte Last sein. Indem du auf den Zuckeranteil in deinem Essen achtest, kannst du langfristig weniger Kalorien zu dir nehmen.

Besonders auf die folgenden alltäglichen Produkte sollten wir während der zuckerfreien Zeit verzichten:

- Alkohol
- Brot
- Eis
- Fast Food
- Fertigdrinks
- Fertigsalate
- Fruchtjoghurt
- Fruchtsäfte
- Kuchen und Kekse
- Softdrinks
- Saucen
- Süßigkeiten
- Tiefkühlprodukte wie Pizza
- Vollmilchschokolade
- Wurst- und Käseaufschnitt

Neben den Fertigprodukten sind es wie bereits erwähnt aber auch Obst und Gemüse, die oft mehr Zucker enthalten als wir denken. Enthalten bestimmte Lebensmittel mehr als 5% Zucker, so sollten sie nur ab und zu auf deinem Speiseplan landen. Hierzu gehören unter anderem diese Obstsorten:

- Ananas (11,3%)
- Apfel (10,4%)
- Aprikose (9%)
- Banane (17%)
- Birne (10%)
- Clementine (9,5%)
- Datteln (60%)
- Erdbeeren (7%)
- Feigen (11%)
- Grapefruit (6%)
- Honigmelone (11%)
- Kirschen (13%)
- Kiwi (8%)
- Mandarine (10%)
- Mango (12%)
- Orange (10%)
- Passionsfrucht (13%)
- Rosinen (75%)
- Süßkartoffeln (6%)
- Weintrauben (14%)

Das solltest du bei der Lebensmitteilauswahl beachten

Die genannten Lebensmittel sind nur ein Teil dessen, was wir an Lebensmitteln finden können. Aufpassen sollten wir nicht nur beim Einkaufen im Supermarkt, sondern auch beim Einkauf auf dem Gemüse- und Obstmarkt. Denn auch hier lauern natürliche Zuckerfallen. Am besten gehst du gut vorbereitet auf den Markt, indem du dich vorher mit den Lebensmitteln und ihren Inhaltsstoffen beschäftigst: wie viel Zucker ist enthalten?

Beim Obst hältst du dich am besten an die Lebensmittelliste. Aber auch ein gesunder Menschenverstand ist hier gefragt. Früchte wie Ananas, Mango und Banane enthalten viel Zucker. Je süßer die Früchte im Geschmack sind, umso mehr Zucker enthalten sie in der Regel auch. An diese simple Anleitung kannst du dich gut halten. Dann sollte es auf dem Wochenmarkt auch klappen!

Darüber hinaus kannst du dir die folgenden 5 Fragen stellen:

- Was will ich essen?
- Brauche ich das wirklich?
- Was enthält das Produkt?
- Wie viel Eiweiß ist vorhanden?
- Wie viel Zucker ist vorhanden?

Bei der Lebensmittelauswahl ist es aber auch wichtig, dass du dich zu nichts zwingst. Wenn du Lust auf einen Apfel hast, dann kannst du mit ruhigem Gewissen auch nach einem Apfel greifen. Solange dies nicht täglich und zu einer bestimmten Uhrzeit passiert, ist alles in Ordnung. Das gleiche gilt für andere Obstsorten. Höre auf deinen gesunden Menschenverstand und verurteile dich nicht, wenn du einmal Lust auf etwas Süßes hast.

Solange du bei der Zuckerquelle auf Obst zurückgreifst und du dir über den Zuckergehalt im Klaren bist, kannst du ruhigen Gewissens ein Stück Obst essen. Wichtig ist, dass du hier nicht zu den altbekannten Zuckerquellen wie Kekse, Pralinen oder Butterkuchen greifst. Dann hast du das Fett direkt wieder auf den Hüften und dein Abnehmen kann von vorne beginnen.

Darüber hinaus möchte ich erwähnen, dass wir beim Abnehmen ohne Zucker versuchen, so gut wie möglich auf Zucker zu verzichten. Ein kompletter Verzicht auf Zucker wird uns aber nicht gelingen. Denn sogar in Gemüse steckt Zucker in Form von Kohlenhydraten. Bist du dir allerdings darüber im Klaren, was Zucker in deinem Körper bewirkt, kannst du dich mental darauf einstellen und den versteckten Zuckerfallen konsequent aus dem Weg gehen.

Entscheidend ist also, dass du beim Einkauf darauf achtest, was im Produkt enthalten ist. Am besten nimmst du dir ausreichend Zeit zum Einkaufen. Du kannst es wie die Vorbereitung für einen

Marathonlauf sehen. Nur mit dem richtigen Training kommst du auch durch das Ziel! Du kannst sogar deine Mittagspausen im Supermarkt verbringen und die Etiketten auf den Gläsern und Verpackungen studieren. Wie viel und welche Form von Zucker ist darin enthalten?

Lerne jeden Tag etwas Neues dazu und du wirst deinen Körper zu deinem eigenen Labor machen!

Top 10 gesunde Zucker-Alternativen

Damit du zuckerfrei leben und die Zuckersucht beenden kannst, ist es wichtig, den normalen Zucker durch bestimmte Zucker-Alternativen zu ersetzen:

Alternative #1: Frische Früchte

Früchte wie Banane, Birne oder Trauben sind hervorragende Alternativen, wenn du mal einen kleinen Hunger auf etwas Süßes verspürst oder dir etwas gönnen möchtest. Dies sollte allerdings immer etwas Besonderes sein und nicht zur Gewohnheit werden.

Zu erwähnen ist an dieser Stelle, dass die süßen Früchte zu den Lebensmitteln gehören, die auf der „verbotenen" Liste stehen. Benötigst du allerdings einmal eine Zucker-Alternative, sind die Früchte die beste Wahl! Besonders am Anfang deiner zuckerfreien Zeit können die süßen Früchte ein guter Ersatz sein – aber wirklich nur dann, wenn es mal nicht anders geht!

Alternative #2: Trockenfrüchte

Auch Trockenfrüchte wie Aprikosen, Feigen, Datteln oder Rosinen können eine gesunde Alternative zu üblichem Zucker darstellen. Sie bilden eine gute Ergänzung in Müslis und Salaten.

Alternative #3: Smoothies

Smoothies können zu jeder Tageszeit getrunken werden. Das Gute an ihnen ist, dass du sie so mixen kannst, wie du für richtig hältst. Mixe noch ein paar grüne Gemüseblätter drunter (z.B. Spinat oder Grünkohl) und du hast einen gesunden Grünen Smoothie!

Alternative #4: Fruchtsaft

Du kannst auch direkt Saft aus Früchten wie Birnen oder Äpfeln gewinnen. Diesen Saft kannst du eindicken, sodass ein sogenannter „Dicksaft" entsteht. Dieser bleibt konzentriert und kann zur ursprünglichen Süße zurückkommen.

Alternative #5: Agavensirup

Achte beim Kauf von Agavensirup auf die Qualität. Je besser diese ist, umso natürlicher ist das Produkt. Wichtig ist, dass die Produkte keine Chemikalien oder ähnliches beinhalten. Bio-Qualität ist zu empfehlen!

Alternative #6: Reissirup

Reissirup ist nicht nur für den gesunden Menschen gesund, sondern auch für Diabetiker. Auch hier solltest du auf die Qualität achten. Der aus Japan stammende Reissirup gehört zu den ältesten Süßungsmitteln und enthält die Süße aus dem Mahlen und Eindicken von Vollkornreis.

Alternative #7: Tee mit Fruchtgeschmack

Dein Körper sehnt sich nach etwas Süßem? Warum greifst du dann nicht einfach nach einer Tasse Tee? Am besten nimmst du einen Früchtetee, der dich in der Heißhungerattacke begleitet und dir dabei hilft, diese ohne Zucker zu überstehen.

Alternative #8: Reife Bananen

Je länger du Bananen liegenlässt, umso mehr Zucker bilden sie. Dies kannst du an der äußeren Verfärbung der Schale erkennen. Die bräunlichen Stellen geben an, wie weit die Banane bereits herangereift ist.

Alternative #9: Goji-Beeren

Die roten Beeren stammen aus dem Himalaya und sollen viele gesundheitliche Vorteile mit sich bringen. So sollen sie nicht nur unsere Sehkraft verbessern und freie Radikale bekämpfen, sondern auch unsere Bauchspeicheldrüse und Leber stärken. Sie helfen beim Abnehmen und versorgen uns mit wichtigen Vitaminen.

Alternative #10: Stevia

Wenn es doch nicht ohne Zucker geht, gibt es mit Stevia eine tolle Zucker-Alternative. Unser Blutzuckerspiegel wird sich freuen, wenn er auf den Zuckerersatzstoff trifft. Denn Stevia enthält keine Kalorien und lässt damit deinen Blutzucker in Ruhe.

Noch ein Tipp am Rande: So gesund die Zucker-Alternativen auch sein mögen, solltest du bei dem Konsum immer auf die Menge achten! Iss in Maßen, nicht in Massen – das ist die Devise!

Die 7 besten Tipps, wie du Rückfälle vermeidest

Es ist für viele Menschen unvorstellbar, für eine längere Zeit komplett auf Zucker zu verzichten. Dies liegt nicht nur am stressigen Alltag, sondern ist auch Kopfsache. Denn unser Kopf bewirkt, dass wir uns immer wieder zu etwas Süßem hingezogen fühlen und die Nascherei nicht sein lassen können. Um Rückfälle zu vermeiden, möchte ich dir nun meine Top 7 Tipps mit auf den Weg geben!

Tipp #1: Weniger Stress

Hast du viel Stress? Dann solltest du für möglichst viel Erholung und Entspannung sorgen. Wie wär's mal wieder mit einem Sauna- oder Wellness-Besuch anstatt Überstunden im Büro? Auch im privaten Alltag häufen wir uns manchmal zu viel auf. Schau, dass du hier ein Gleichgewicht hineinbringen kannst und den Stress herunterfährst.

Tipp #2: Mehr Schlaf

Schlaf kann uns nicht nur in der Regeneration unseres Körpers helfen. Auch kommt es in den nächtlichen Stunden zu einer erhöhten Ausschüttung von Hormonen, wie z.B. den Wachstumshormonen. Diese sind beim Abnehmen besonders wichtig!

Tipp #3: Etwas Obst essen

Die zuckerfreie Ernährung für Anfänger kann ziemlich schwierig sein. Daher kannst du ruhig ab und zu mal zu einem Stück Obst greifen. Dies verhindert nicht nur einen Rückfall, sondern gibt dir neue Energie und schenkt deinen Zellen viele Vitamine und Mineralstoffe.

Tipp #4: Suche dir ein Hobby

Wenn wir beschäftigt sind, neigen wir weniger zum Essen. Genau aus diesem Grund macht es Sinn, ein neues oder altes Hobby aufzunehmen. Vielleicht warst du schon lange nicht mehr Tennis spielen oder deine Gitarre steht seit Jahren zugestaubt im Keller? Worauf wartest du noch?

Tipp #5: Bewegung hilft

Bewegung ist das A&O, wenn es darum geht, gesund und schlank durchs Leben zu gehen. Halte dich fit und bewege dich mindestens 30 Minuten am Tag. Du wirst sehen, dass die Lust auf was Süßes schnell vergeht.

Tipp #6: Zähne putzen

Das Zähneputzen zählt zu meinen Geheimtipps. Indem du deine Zähne nach jedem Essen reinigst, kannst du das Gefühl für etwas Süßes mindern. Der frische Geschmack im Mundraum sorgt dafür, dass du nicht so schnell wieder etwas Süßes essen möchtest.

Tipp #7: Proteine essen

Proteine machen nicht nur satt, sondern halten auch dein Hungergefühl im Rahmen. Iss ausreichend Proteine und sorge dafür, dass erst gar kein Rückfall entstehen kann. Und wenn doch – dann iss ein paar Nüsse, die reich an wertvollem Eiweiß sind!

Zusammenfassung

Wähle deine Lebensmittel mit reinem Gewissen aus und sorge dafür, dass du dich während der zuckerfreien Zeit immer wohl und fit fühlst. Wichtig ist nicht nur, dass du auf den Zucker in den Lebensmitteln achtest. Auch die Mengen sind entscheidend! Je mehr du auf deine zuckerfreie Ernährung achtest, umso gesünder und schlanker kannst du auch durch das Leben gehen. Die alternativen Zuckervarianten helfen dir dabei!

Damit es gar nicht erst zu einem Rückfall kommt, solltest du dir kleine Ziele setzen und Schritt für Schritt vorgehen. Hab immer ein paar Proteine in Form von Nüssen oder selbstgemachten Proteinriegel dabei, wenn du unterwegs bist und es kann nichts schiefgehen! Viel Bewegung und Schlaf ist neben einer gesunden Ernährung das A&O!

KAPITEL 5

INTEGRATION IN DEN ALLTAG

Zuckerfreies Leben und langfristige Erfolge

Ein zuckerfreies Leben bedeutet nicht nur ein geringeres Risiko für Diabetes, Bluthochdruck, Gicht und Osteoporose. Du kannst die ersten Erfolge schon bald spüren. Hast du deine Ernährung erst einmal umgestellt, wirst du schnell mehr Energie verspüren und vieles in deinem Leben leichter sehen können. Du kannst also nicht nur deine körperliche Gesundheit beleben, sondern auch deine geistige Gesundheit anfeuern.

Erfolg #1: Du fühlst dich gesünder

Zucker gehört zu den Nahrungsmitteln, die stark säurebildend sind. Während unser Körper bemüht ist, seinen Säure-Basen-Haushalt in einem bestimmten Gleichgewicht zu halten, kommt der Mensch mit seinen Heißhungerattacken daher und zerstört ihm alles. Kein Wunder also, dass wir uns so oft schlaff, müde und energielos fühlen und zu Erkältungen neigen. Wenn wir langfristig auf Zucker verzichten, fühlen wir uns deutlich gesünder und fitter!

Erfolg #2: Du gewinnst mehr Energie

Je mehr Zucker wir essen, umso mehr Insulin wird ausgeschüttet. Das Insulin bewirkt jedoch, dass die Fettsäuren abgespalten werden und die Folge daraus ist eine Blockierung der Fettverbrennung. Doch nicht nur die Fettverbrennung wird blockiert. Auch unsere Energie fährt extrem nach unten und wir würden uns am liebsten eine Runde hinlegen – und das mitten am Tag!

Erfolg #3: Du bist konzentrierter

Der Konsum von Zucker kann zu erheblichen Schwierigkeiten in der Konzentration führen. Dies gilt besonders für Kinder, die stark hyperaktiv auf Zucker reagieren können. Dies liegt daran, dass die Energie vom Zucker schnell nach oben getrieben wird und genauso schnell wieder absinkt. Es kommt daher zu einer Unkonzentriertheit sowie möglichen Stimmungsschwankungen.

Erfolg #4: Du wirkst jünger und schöner

Du fühlst dich unattraktiv? Dann lass den Zucker weg und deine Haut fühlt sich wieder glatt und geschmeidig an. Gut, ich gebe es zu: So schnell geht es nicht. Tatsache ist aber, dass der Zucker sich auf unser äußeres Erscheinungsbild auswirkt – und zwar negativ! Teste es einfach aus und beobachte deine Haut in deiner zuckerfreien Zeit.

Erfolg #5: Du nimmst ab

Der größte Erfolg ist wohl das Abnehmen selbst. Besonders dann, wenn du eine langfristige Gewichtsreduktion herbeiführen möchtest, solltest du umso länger auf den Zucker in deiner Ernährung achten. Deine Chancen auf eine langfristige Gewichtsabnahme werden automatisch steigen!

Erfolg #6: Deine Zähne sind gesünder

Karies gibt es nicht nur bei Kindern, sondern auch bei Erwachsenen. Zucker in unserer Nahrung wird bereits im Mundraum zu Milchsäure umgewandelt und kann das Zahnfleisch angreifen. Genau aus diesem Grund solltest du schauen, dass deine Getränke und Lebensmittel weder Zucker noch Zuckerersatzstoffe beinhalten, wie z.B. Maltodextrin. Lediglich Xylit gilt unter den Zuckersorten als nicht bedrohlich für unsere Zähne.

Erfolg #7: Heißhungerattacken haben keine Chance mehr

Wer auf eine zuckerfreie Ernährung vertraut, kann nicht nur seinen Säure-Basen-Haushalt wieder in

Balance bringen, sondern auch die üblichen Heißhungerattacken gehören der Vergangenheit an. Denn diese werden vor allem durch den schnell herabsinkenden Blutzucker hervorgerufen.

Wenn du diese 7 Tipps befolgst, kannst du erfolgreich in einen neuen Alltag starten. Du änderst nicht nur bewusst deine Routinen und alten Gewohnheiten. Vor allem verändert sich dein Körper von innen und auch von außen! Du sorgst für einen neuen Anstrich von jeder Seite in deinem Leben – und das werden auch andere spüren!

Top 9 Tipps: wie du dein zuckerfreies Leben im Alltag meisterst

Damit du es noch einfacher hast, werfe ich dir nun noch 9 Bälle zu, die du hoffentlich auffängst und annimmst! Dann kann bei deiner zuckerfreien Ernährung wirklich gar nichts mehr schiefgehen!

Tipp #1: Drucke dir die Liste mit den erlaubten Lebensmitteln aus und hänge sie sichtbar auf!

Tipp #2: Drucke dir eine Liste mit zuckerhaltigen Lebensmitteln aus und hänge sie daneben!

Tipp #3: Ersetze zuckerhaltige Getränke wie Limos oder gesüßten Kaffee durch Wasser und Tees!

Tipp #4: Bereite dir abends für einen Snack Gemüse-Sticks bereit, anstatt zur Schokolade zu greifen.

Tipp #5: Suche dir einen Buddy, der dich begleitet!

Tipp #6: Verschenke alle Süßigkeiten und Lebensmittel mit Zucker, die du noch zuhause stehen hast.

Tipp #7: Gönne dir zwischendurch mal etwas Gutes, wie z.B. einen entspannten Sauna-Abend.

Tipp #8: Lerne, „Nein" zu sagen: Bereite dich auf Situationen vor, in denen dir Zucker angeboten wird!

Tipp #9: Fang an selbst zu kochen und lass dich von den zahlreichen zuckerfreien Rezepten inspirieren!

Du kannst damit starten, einen Tipp auszuwählen und diesen in deinem Alltag zu beherzigen. So kannst du dir zum Beispiel überlegen, ob jemand aus deinem Freundeskreis vielleicht auch Lust auf eine zuckerfreie Woche hat. Sieh es als Challenge und bleibe stets hochmotiviert bei der Sache! So kannst du die Tipps mit viel Ruhe und Gelassenheit angehen.

Ernährung und Alltagsgewohnheiten langsam umstellen

Neben deiner Ernährung solltest du auch deine Alltagsgewohnheiten umstellen. Denn ein langfristiges, gesundes Körpergewicht ist nicht nur von der Ernährung abhängig. Auch deine tägliche Bewegung und deine sportliche Aktivität zählt! Genau aus diesem Grund solltest du dich täglich mindestens 30 Minuten an der frischen Luft aufhalten. Auf diese Weise hältst du nicht nur deinen Körper fit, sondern auch deinen Kopf. Allein das Spazierengehen kann deinen Abnehmprozess extrem fördern!

Indem wir uns täglich bewegen (z.B. 30 Minuten Schwimmen, Fahrradfahren, Walken), können wir unseren Berufsstress abbauen und die negativen Gedanken klarer betrachten. In Kombination mit einem wöchentlichen Kraft- und Ausdauertraining kann dies Wunder bewirken! Dabei solltest du aber darauf achten, dass du dich nicht zu stark verausgabst und das Training immer Spaß macht. Du solltest also nichts erzwingen!

Besonders für Berufstätige ist es wichtig, dass sie einen Ausgleich finden zu ihrer täglichen Arbeit. Während du dies im Sport finden kannst, solltest du nicht die Erholung vergessen. Unser Schlaf sagt viel darüber aus, wie es uns geht. Können wir nicht einschlafen, kann dies auf vermehrten Stress hindeuten. Dieser kann nicht nur den Stoffwechsel in seiner Funktion hindern, sondern auch einen negativen Einfluss auf das Körpergewicht haben. Daher solltest du täglich 6-8 Stunden schlafen.

Abnehmen mit einem schnellen Stoffwechsel im Berufsalltag

Apropos Stoffwechsel: Ein schneller Stoffwechsel kann das Abnehmen nicht nur unterstützen, sondern richtig anfeuern! Um deinen Stoffwechsel aktiv zu unterstützen, können die folgenden 10 Dinge helfen:

1) Viel Wasser trinken: 2-3 Liter täglich.
2) Mehrere Mahlzeiten täglich, damit kein Hungergefühl entsteht.
3) 2-3 Mal Sport pro Woche. Keine Lust? Dann kaufe dir ein Trampolin!
4) Viele Lebensmittel mit Ballaststoffen wie Obst und Gemüse.
5) Ein gesunder Schlaf (6-8 Stunden täglich).
6) Gesunde Fette wie z.B. Kokosöl.
7) HIIT Training.
8) Intervallfasten (siehe im nächsten Abschnitt).
9) Ein Apfel am Tag.
10) Koche selbst und nutze frische Kräuter und Gewürze.

Wie du siehst, kannst du deinen Stoffwechsel auf vielfältige Art und Weise unterstützen und damit zu einem langfristigen Abnehmen deiner Fettspeicher gelangen. Doch was ist der Stoffwechsel eigentlich ganz genau?

Es handelt sich beim Stoffwechsel um ein komplexes System an verschiedenen Prozessen. Diese sorgen dafür, dass unsere Zellen mit den Nährstoffen und der entsprechenden Energie versorgt werden. Darüber hinaus werden auch die Abfallstoffe abtransportiert und können über die Verdauungsorgane ausgeschieden werden.

Wir unterscheiden im Übrigen zwischen drei Stoffwechselvorgängen: dem Kohlenhydratstoffwechsel, dem Proteinstoffwechsel und dem Fettstoffwechsel. Somit besitzt jeder Makronährstoff einen separaten Stoffwechsel, damit die einzelnen Bausteine gezielt zu den Zellen transportiert werden können. Darüber hinaus gibt es auch noch den anabolen und katabolen Stoffwechsel.

Während der anabole Stoffwechsel sich darum kümmert, dass die Stoffe in den Zellen gespeichert werden, sorgt der katabole Stoffwechsel dafür, dass die gespeicherten Stoffe wieder in eine verwertbare Struktur umgewandelt werden. Auf diese Weise kann unserem Körper die entsprechende Energie im Alltag und insbesondere für das Kraft- und Ausdauertraining bereitgestellt werden.

Gerät das Gleichgewicht des Stoffwechsels außer Kontrolle, kann dies zu Stoffwechselerkrankungen wie Diabetes oder eine Unter- bzw. Überfunktion der Schilddrüse führen. Hier liegt in der Regel eine Störung im Transport der Baustoffe an die Zellen vor oder die Verwertung der Nährstoffe funktioniert nicht richtig. Gründe hierfür kann es viele geben, wie z.B. eine ungesunde oder einseitige Ernährung, zu viel

Zucker im Essen, Übergewicht oder ein starker Alkohol- bzw. Nikotinkonsum.

Damit es erst gar nicht so weit kommen kann, solltest du dich daher regelmäßig um deinen Stoffwechsel kümmern! Du brauchst noch mehr Tipps und Infos zum Stoffwechsel? Dann empfehle ich dir mein Buch „Stoffwechsel beschleunigen für Anfänger"! Hier ist der Link zu allen meinen Büchern: https://amzn.to/2uuuRtE

Abnehmen durch Intervallfasten im Berufsalltag

Ich hatte bereits das Intervallfasten erwähnt. Es geht dabei darum, in deinem Alltag nicht wahllos die Nahrung in dich hineinzuladen, sondern deinem Körper und der Verdauung eine Pause zu gönnen. Dies kann in verschiedenen Zeitabschnitten passieren. Daher gibt es verschiedene Fastenarten, wie z.B. die 16:8 Diät (16 Stunden Fasten und 8 Stunden Essen) oder die 5:2 Diät (5 Tage Essen und 2 Tage Fasten).

Neben einem schnellen Abnehmen gibt es viele Vorteile vom Intervallfasten, wie z.B. eine Optimierung deines Stoffwechsels. Dies liegt vor allem daran, wie das Intervallfasten aufgebaut ist. So kannst du zwischen 16-24 Stunden auf jegliche Nahrung verzichten. Du fragst dich jetzt, was das bringen soll?

Zum einen kann dein Körper endlich die alten Nahrungsreste verstoffwechseln, die sich in deinem Darmtrakt über die letzten Jahre angesiedelt haben. Zum anderen gibst du deinem Körper endlich mal eine Pause. Die Verdauungsorgane arbeiten schließlich fast rund um die Uhr! Da haben sie auch mal eine Pause verdient! Oder meinst du nicht?

Damit du dir noch ein besseres Bild vom Abnehmen mit Intervallfasten machen kannst, zeige ich dir nun 10 hilfreiche Tipps:

1) Starte mit einer langsamen Methode, z.B. der 16:8 Diät.
2) Suche dir einen Fasten-Partner! Zu zweit geht es immer besser.
3) Beschäftige dich mit Sport oder einem Hobby.
4) Bewege dich so oft es geht!
5) Trinke viel Wasser oder Tees.
6) Putze deine Zähne. Das hilft, um deinen Hunger im Zaum zu halten.
7) Zwinge dich zu nichts! Wenn du die Fastenzeit einmal nicht aushältst, iss eine Kleinigkeit.
8) Setze dir einen fixen Zeitraum, wie z.B. 7 oder 14 Tage.
9) Starte den Tag mit einem Glas Wasser.
10) Iss während der Essensphasen gesunde Lebensmittel mit vielen Ballaststoffen.

Doch was bringt so eine Essenspause überhaupt für uns? Während der Fastenzeit können wir unserem Körper die Möglichkeit geben, sich zu reinigen. Du glaubst gar nicht, was aus deinem Körper herausgefiltert wird, wenn du für ein paar Stunden auf Nahrung verzichtest! Während unsere Darmflora vorrangig aus guten Bakterien bestehen sollte, sind es heutzutage eher die schlechten Bakterien, die sich im deutschen Darm ansiedeln. Zu viel Fast Food, Zucker und Alkohol verändern die Darmflora grundlegend.

Eine schlecht genährte Darmflora führt nicht nur zu einem Unwohlsein, sondern kann auch Krankheiten und Viren hervorrufen. Vielleicht hast du ja auch schon einmal gehört, dass das Immunsystem des

Menschen sich zu einem Großteil im Darm befindet. Daran ist so viel Wahres und immer mehr Wissenschaftler gehen diesem Punkt auf den Grund. Genau aus diesem Grund solltest du deinen Darm schonen und ihm möglichst viel Ruhe und Erholung gönnen. Eine Auszeit in Form von Intervallfasten kommt also wie gerufen!

Möchtest du mehr Infos zum Intervallfasten haben, kann das Buch „Intervallfasten für Anfänger" genau das Richtige für dich sein! Hier ist der Link zu allen meinen Büchern: https://amzn.to/2uuuRtE

7 Tipps für die Motivation zum Abnehmen

Kommen wir auf den Punkt: Du willst abnehmen. Das habe ich verstanden. Damit du nicht die Lust und Laune daran verlierst, solltet du hochmotiviert bleiben. Schließlich würdest du beim Marathon-Lauf auch nicht auf dem halben Weg umdrehen – oder? Ich liefere dir nun kurze, knackige Tipps für deine Motivation!

Tipp #1: Weniger Stress

Schraub deinen Stress runter und hol dir mehr Gelassenheit ins Leben! Je mehr Stress du hast, umso mehr Fettspeicher baust du an. Weg damit! Ruhe findest du mit Massage, Meditation oder einem Sauna-Abend.

Tipp #2: Ziele aufschreiben

Indem du dir dein konkretes Ziel aufschreibst, kannst du die ganze Sache motivierter angehen. Überwinde deinen inneren Schweinehund und setze dir am besten kleine Teilziele, die du nacheinander abhaken kannst.

Tipp #3: Immer realistisch bleiben

Richtig! Bleib mit beiden Beinen auf dem Boden und überstürze nichts. Wenn du planst, 10 kg innerhalb von 7 Tagen abzunehmen, solltest du dir das noch einmal überdenken. Setze dir realistische Ziele!

Tipp #4: Motivation für das Ich

Motiviere dich, indem du dich selbst anfeuerst. Das kann schon früh morgens mit einem Blick in den Spiegel beginnen. Schaue dir in die Augen und sag zu dir selbst, wie zufrieden du mit dir bist!

Tipp #5: Weg mit deinen Gewohnheiten!

Viele unserer Gewohnheiten führen dazu, dass wir uns immer nur in einem bestimmten Bereich bewegen. Wir trauen uns nicht über die Grenze hinaus und können somit auch nicht wissen, was uns dahinter erwartet. Ändere deine Gewohnheiten – Schritt für Schritt!

Tipp #6: Mehr Gelassenheit

Läuft es nicht so, wie du es dir vorgestellt hast? Willkommen in der Realität! Stelle dein Durchhaltevermögen unter Beweis und zeig dich von der gelassenen Seite.

Tipp #7: Gönn dir was!

Belohne dich zwischendurch mit etwas, was dir guttut und was du magst! Hast du eine Etappe deines Ziels geschafft, dann belohne dich mit etwas, über das du dich freust! Sei nicht zu streng mit dir selbst!

Zusammenfassung

Damit du möglichst langfristige Erfolge erzielen kannst, solltest du dich nicht verunsichern lassen und stets dein Ziel von einem schlanken Körper vor Augen haben. Stelle deine Alltagsgewohnheiten langsam um und lass dir dabei ausreichend Zeit!

Indem du deine Gewohnheiten Schritt für Schritt umstellst, kannst du nicht nur dein eigenes Leben beeinflussen, sondern auch das von anderen. Denn die Menschen in deinem Umfeld werden dich beneidenswert anschauen, wenn sie sehen, wie viele Vorteile du nun im Leben hast! Du hast nämlich nicht nur mehr Zeit für dich, sondern siehst auch gleich viel besser aus. Das werden auch andere bemerken.

Wichtig ist dabei, dass du die Schritte wirklich umsetzt. Am besten fängst du noch heute damit an, den ersten Schritt zu machen. Es bringt nämlich nichts, es auf morgen zu verschieben. Halte die Motivation aufrecht und du wirst sehen, dass du umso schneller dein lästiges Körperfett loswirst!

Achte dabei auf deinen Stoffwechsel und die passende Bewegung. Gönne deinem Körper außerdem regelmäßig eine Pause mit dem Intervallfasten! So bleibst du hochmotiviert und kannst die ganze Sache gelassen angehen! Außerdem können wir unserem Körper mit dem Intervallfasten eine Extra-Reinigung geben und den Darm von festgesetzten Essensresten befreien, die sich über die Jahre hinweg angesammelt haben.

KAPITEL 6

REZEPTE FÜR EIN ZUCKERFREIES LEBEN

Damit du in dein zuckerfreies Leben starten kannst, möchte ich dir ein paar leckere Rezepte mit auf den Weg geben. Diese sind nicht nur besonders schmackhaft dargestellt, sondern enthalten auch leckere und gesunde Zutaten. Natürlich handelt es sich dabei um Rezepte, die ganz ohne Zucker auskommen.

Vorher gibt's noch ein paar praktische Tipps vorweg:

1) Iss clever und bewusst!

Schaufel nicht alles direkt in dich hinein. Denn ansonsten kann es dazu kommen, dass du nach noch mehr Essen verlangst und automatisch mehr Kalorien zu dir nimmst als du eigentlich willst.

2) Mach bei 80% einen Stopp

Einer meiner Lieblings-Tipps ist der, kurz vor Schluss mit dem Essen aufzuhören. Das ist so, als würdest du im Kino sitzen und kurz vor Filmende nach Hause gehen. Warum? Damit es spannend bleibt und du deinen Stoffwechsel ankurbelst! Außerdem setzt das Sättigungsgefühl in der Regel schon viel früher ein als du denkst.

3) Bleibe aktiv

Iss nur so viel, wie du wirklich brauchst. Wenn du zu viel isst, kann es dazu führen, dass du dich träge und müde fühlst und dich nach dem Essen erstmal hinlegen musst. Genau das wollen wir verhindern und dem Körper zeigen, dass wir in Bewegung bleiben wollen.

4) Koche nur so viel, wie du auch isst

Wir sind es noch aus Kindheitstagen gewohnt, den ganzen Teller aufzuessen. Das muss heute aber nicht mehr sein und du bist dein eigener Chef (aus dem Englischen, wird im Deutschen mit „Koch" übersetzt)! Das heißt: Koche so viel, wie du brauchst und nicht so viel, wie du willst. Das macht einen großen Unterschied!

Hast du alles verstanden? Dann kann es jetzt losgehen mit dem Kochen und Backen! Übrigens: Die Zucker Detox Rezepte für Frühstück, Mittagessen,

Abendessen, Desserts, Getränke und Snacks sind nach Anzahl der Kalorien sortiert. Es geht mit den geringsten Kalorien los!

Zucker Detox Rezepte zum Frühstück

Rezept #1: Kirschtomaten-Omelett

Gefundene Kalorien: 234

Die Zutaten:

- 2 Eier
- 150 g Kirschtomaten
- 1 EL Mineralwasser mit Kohlensäure
- 1 TL Olivenöl
- 1 EL Kresse
- 2 Prisen Salz
- Pfeffer (nach Geschmack)

Die Anleitung:

(1) Der erste Schritt ist es, die Kirschtomaten zu waschen und sie in Hälften zu schneiden.
(2) Brate die Tomaten in der Pfanne in etwas Olivenöl an, gib etwas Salz hinzu und nimm sie wieder heraus.
(3) Verquirle die 2 Eier, gib Mineralwasser sowie Salz und Pfeffer hinzu.
(4) Gib das vorbereitete Ei nun in eine Pfanne mit etwas Olivenöl und lasse es stocken.
(5) Wende das Ei, wenn die Ränder sich anfangen braun zu färben.
(6) Ist das Omelett auch von der anderen Seite angebraten, kannst du es nun auf einen Teller legen.

(7) Gib die Tomatenhälften hinzu und klappe es zu.

(8) Fertig ist das super leckere Kirschtomaten-Omelett!

Rezept #2: Crunchy-Nuss-Joghurt

Gefundene Kalorien: 260

Die Zutaten:

- 15 g gemischte Nüsse
- ½ Birne
- 200 g fettarmer Joghurt

Die Anleitung:

(1) Hacke die Nüsse klein und röste sie in einer Pfanne an.

(2) Die Birne waschen und trocknen lassen.

(3) Das Gehäuse der Birnen entfernen und in kleine Stücke würfeln.

(4) Joghurt mit der Birne, den Nüssen und dem Müsli verrühren.

Rezept #3: Smoothie-Bowl mit Himbeeren

Gefundene Kalorien: 273

Die Zutaten:

- 200 ml fettarme Milch
- 30 g Kokoschips
- 100 g gefrorene Himbeeren
- 2 EL Magerquark
- Himbeeren
- Nüsse

Die Anleitung:

(1) Gib alle Zutaten in einen Mixer – ausgenommen die Nüsse.
(2) Fülle eine Schüssel mit den Zutaten.
(3) Gib die Nüsse oben drauf und fertig ist die Smoothie Bowl!

Rezept #4: Flocken mit Himbeer-Joghurt

Gefundene Kalorien: 346

Die Zutaten:

- 200 g Naturjoghurt (1,5% Fett)
- 30 g zuckerfreie Dinkelflakes
- 1 EL Kokoschips
- 100 g frische Himbeeren

Die Anleitung:

(1) Wasche die Himbeeren und trockne sie.

(2) Vermenge ein paar Himbeeren mit dem Naturjoghurt und gib es in eine Schüssel.

(3) Streue die Dinkelflakes und Kokoschips darüber.

(4) Stecke die restlichen Himbeeren als Topping oben auf den Joghurt.

(5) Fertig ist das Power-Frühstück!

Rezept #5: Joghurt mit Kokos-Granola

Gefundene Kalorien: 355

Die Zutaten:

- 30 g Mandeln
- 40 g Kokosöl
- 100 g Buchweizen
- 2 EL Kokoschips
- ½ TL Zimtpulver
- 1 Prise gemahlene Vanille
- 1 Prise Salz
- 10 g Chia-Samen
- 75 g Heidelbeeren

Die Anleitung:

(1) Heize den Backofen auf 175° vor und rolle ein Backpapier auf einem Backblech aus.

(2) Hacke die Mandeln fein.

(3) Erhitze das Kokosöl und lass es schmelzen.

(4) Mische das Kokosöl mit den Mandeln, Kokoschips, Buchweizen, Vanille, Zimt und dem Salz.

(5) Verteile das Granola auf dem Backblech und lasse es für 10 Minuten backen.

(6) Wenn es abgekühlt ist, kannst du es mit den Chia-Samen vermischen.

(7) Wasche die Heidelbeeren und lass sie trocknen.

(8) Gib Joghurt und Heidelbeeren in eine Schüssel und streue 2 Esslöffel vom Granola darüber.

(9) Den Rest vom Granola kannst du in ein Vorratsglas füllen (es hält bis zu 3 Monate).

Rezept #6: Haferflocken-Apfel-Shake

Gefundene Kalorien: 379

Die Zutaten:

(1) 1 Apfel
(2) 125 g Magerquark
(3) 3 EL Vollkorn-Haferflocken
(4) 200 ml fettarme Milch
(5) 1 Prise Zimt

Die Anleitung:

(1) Entferne das Kerngehäuse vom Apfel.
(2) Schneide den Apfel in kleine Stücke.
(3) Mixe den Apfel mit den anderen Zutaten im Mixer.
(4) Fertig ist dein Shake!

Rezept #7: Eiweiß-Pancakes

Gefundene Kalorien: 408

Die Zutaten:

- 25 g Haferflocken
- 100 g körniger Frischkäse
- 4 Ei-Klar
- 2 TL reine Erdnussbutter
- 1 TL Mandeln

Die Anleitung:

(1) Mixe das Ei-Klar mit Frischkäse und Haferflocken zu einem glatten Teig.
(2) Gieße den Pancake in eine vorgeheizte Pfanne.
(3) Beginnt der Teig damit sich braun zu färben, wendest du den Pancake.
(4) Bestreiche den Pancake mit Erdnussbutter.
(5) Hacke die Mandeln klein und gib sie darüber.

Rezept #8: Käse-Vollkorn-Brot mit Möhren und Dip

Gefundene Kalorien: 442

Die Zutaten:

- 1 Scheibe Vollkornbrot

- 20 g Butter (mit wenig Fett)
- 1 Scheibe fettarmer Käse
- 1 Blatt Salat
- 2 Möhren
- 150 g fettarmer Joghurt (1,5% Fett)
- Salz
- Pfeffer
- Frische Kräuter (z.B. Kresse)

Die Anleitung:

(1) Bestreiche die Scheibe Vollkornbrot mit fettarmer Butter.
(2) Leg Salat und Käse oben drauf.
(3) Schäle die Möhren.
(4) Schmecke den Joghurt mit Pfeffer, Salz und frischen Kräutern ab.
(5) Fertig ist dein Frühstück, das du auch gut auf die Arbeit mitnehmen kannst.

Rezept #9: Sommerliches Erdbeer-Müsli

Gefundene Kalorien: 471

Die Zutaten:

- 150 g fettarmer Naturjoghurt (1,5% Fett)
- 100 ml fettarme Milch (1,5% Fett)
- 3 EL Haferflocken
- 1 EL Weizenkeime

- 125 g Erdbeeren (frisch)
- 5 Walnüsse

Die Anleitung:

(1) Nimm eine Schüssel und gib die Haferflocken und Weizenkleie hinein.
(2) Füge Milch und Naturjoghurt hinzu und vermenge alles miteinander.
(3) Wasche die Erdbeeren und hacke die Walnüsse klein.
(4) Gib nun beides über das Müsli.
(5) Fertig ist das sommerliche Erdbeer-Müsli!

Rezept #10: Rosinen-Oatmeal mit Nüssen

Gefundene Kalorien: 560

Die Zutaten:

- 40 g zarte Vollkorn-Haferflocken
- 2 EL gemahlene Haselnüsse
- 200 ml Mandelmilch
- 1 TL Rosinen
- 5 Walnüsse

Die Anleitung:

(1) Nimm eine Schüssel und gib die Haferflocken und Haselnüsse hinein.

(2) Gieß warme oder kalte Milch hinzu und lasse das Gemisch für ein paar Minuten quellen.

(3) Streue die Rosinen und Walnüsse herüber und fertig!

Mein Tipp: Das Oatmeal lässt sich auch gut mit Naturjoghurt vermengen. Auch kannst du anstatt Rosinen frisches Obst hineinschneiden.

Zucker Detox Rezepte für Mittagessen

Rezept #1: Auberginen-Frittata

Gefundene Kalorien: 145

Die Zutaten:

- 3 Eier
- 75 g Aubergine
- 50 ml Sahne
- 25 g Cheddar Käse
- 3 Kirschtomaten
- ½ rote Zwiebel
- 2 Stängel Petersilie
- 1 EL Olivenöl
- Muskat
- Meersalz
- Pfeffer

Die Anleitung:

(1) Verquirle die Eier mit Sahne.
(2) Wasche Petersilie, Aubergine und Tomaten und lasse sie abtropfen.
(3) Nun wird die Aubergine in Scheiben geschnitten.
(4) Dann schäle und schneide die Zwiebel (in Ringe).
(5) Erhitze das Öl in der Pfanne.
(6) Gib Tomaten und Aubergine hinzu.
(7) Gib nun die Sahne-Ei-Mischung hinzu.
(8) Schmecke alles mit Pfeffer und Salz ab.

(9) Reibe den Cheddar Käse hinein.

(10)   Backe die Frittata nun für 20 Minuten im Backofen bei 200°C.

(11)   Hacke die Petersilie und streue sie mit Muskat hinüber.

Rezept #2: Spargelsalat mit Erdbeeren

<u>Gefundene Kalorien</u>: 150

<u>Die Zutaten</u>:

- 125 g junger Spinat
- 100 g grüner Spargel
- 1 ½ EL Olivenöl
- 38 g Pistazien
- 4 große Erdbeeren
- 1 Frühlingszwiebeln
- 1 EL heller Balsamico
- Salz
- Pfeffer

<u>Die Anleitung</u>:

(1) Wasche den Spinat und gib ihn in eine Schüssel.

(2) Wasche dann auch den Spargel und schneide die Enden ab.

(3) Schneide den Spargel dann in kleine Stücke, etwa 2 cm lang.

(4) Gib 1 EL Olivenöl in die Pfanne.

(5) Brate den Spargel für 3 Minuten und würze dann etwas mit Pfeffer und Salz.

(6) Gib ihn zum Spinat.

(7) Hacke die Pistazien klein und röste sie dann in einer Pfanne ohne Öl an.

(8) Wasche die Erdbeeren und schneide sie in kleine Scheiben.

(9) Wasche die Frühlingszwiebeln und hacke sie klein.

(10) Mixe ein Dressing aus den Zwiebeln, Balsamico und etwas Olivenöl.

(11) Schmecke alles mit Pfeffer und Salz ab und gib es über den Salat.

(12) Mit Erdbeeren und Pistazien dekorieren – fertig!

Rezept #3: Linsen-Curry

Gefundene Kalorien: 165

Die Zutaten:

- 15 g frischer Ingwer
- ½ Zwiebel
- 1 kleine Knoblauchzehe
- 200 g Möhren
- 1 El Olivenöl
- 60 g rote Linsen
- ½ TL Curry
- etwas Limettensaft
- Salz

- 25 g Sahnejoghurt
- Koriander

Die Anleitung:

(1) Würfel Ingwer, Knoblauch und die Zwiebel klein.
(2) Schäle die Möhren und schneide sie in dicke Scheiben.
(3) Erhitze 1 EL Olivenöl in einer Pfanne und gib Ingwer, Zwiebeln und Knoblauch hinzu.
(4) Dann gibst du die Möhren, Linsen, Curry und 2 EL Wasser hinzu.
(5) Gieße alles mit 200 ml Wasser auf und lasse es 10-15 Minuten garen.
(6) Schmecke den Eintopf mit Salz und Limettensaft ab und gib noch etwas Sahnejoghurt und Koriander hinzu.

Rezept #4: Reis mit Gemüse und Tofu

<u>Gefundene Kalorien</u>: 200

<u>Die Zutaten</u>:

- 50 g Basmati-Reis
- ¼ Mango
- ¼ Salatgurke
- 1 TL Limettensaft
- 1 Prise Chiliflocken
- ½ rote Paprikaschote
- ½ rote Zwiebel
- 65 g Naturtofu
- 1 El Öl
- Salz
- Basilikumblätter

<u>Die Anleitung</u>:

(1) Koche den Reis.
(2) Schneide die Mango in Scheiben.
(3) Du kannst dann die Gurke in feine Streifen schneiden.
(4) Verrühre den Limettensaft mit 2 EL Wasser sowie Salz und Chiliflocken und mische die Mango und Gurken unter.
(5) Schneide die Paprikaschote und rote Zwiebel in dünne Streifen.
(6) Würfel den Tofu klein.
(7) Brate den Tofu in einer Pfanne mit Olivenöl an und gib die Paprika und Zwiebeln hinzu.

(8) Lass es für 5 Minuten braten und mische dann den fertig gekochten Reis unter.

(9) Richte es sodann auf einem Teller mit dem Gurken-Mango-Salat und Basilikum an.

Rezept #5: Zucchini-Nudeln mit Avocado

Gefundene Kalorien: 225

Die Zutaten:

- 1 Zucchini
- ½ Avocado
- 75 g Baby-Spinat
- 1 ½ EL Pinienkerne
- 1 kleine Zehe Knoblauch
- ¼ Zitrone
- 3 Kirschtomaten
- ½ EL Olivenöl
- 1 EL Raps-Öl
- Salz
- Cayennepfeffer

Die Anleitung:

(1) Wasche die Zucchini, schneide die Enden ab und mit einem Sparschäler zu Bandnudeln schälen.

(2) Gib die Nudeln in eine Schüssel und bestreue sie mit etwas Salz.

(3) Brate Nudeln in einer mit Öl vorbereiteten Pfanne für 3 Minuten an.

(4) Die Avocado entkernen und zum Beispiel mit einer Gabel oder einem anderen Küchengerät zerdrücken.

(5) Gib Knoblauch, Pinienkerne, Zitrone, Olivenöl und Spinat hinzu.

(6) Vermische alles zu einer feinen, cremigen Masse.

(7) Schmecke das Pesto mit Pfeffer und Salz ab und gib es zu den Nudeln.

(8) Dekoriere die Nudeln mit Kirschtomaten und nun heißt es: genießen!

Rezept #6: Kichererbsen-Salat mit Kräuterdressing

Gefundene Kalorien: 240

Die Zutaten:

- 1 kleine Bio-Salatgurke
- 1 kleine rote Zwiebel
- 1 kleine Birne
- 150 g Kichererbsen (aus der Dose oder vorher eingeweicht und gekocht)
- 2 EL gemischte Kräuter (Schnittlauch, Petersilie)
- 1 Frühlingszwiebel
- 50 g griechischer Joghurt (bis 0,2 % Fett)
- 1 EL fettarme Milch
- 2 EL Limettensaft

- Jodsalz
- Pfeffer
- 1 TL gehackter Dill

Die Anleitung:

(1) Wasche die Salatgurke und schneide sie dann in Scheiben.
(2) Schäle die Zwiebel und schneide sie in schmale Ringe.
(3) Wasche die Birne und schneide sie in schmale Spalten.
(4) Vermenge nun alles mit den abgetropften Kichererbsen.
(5) Wasche die Kräuter hacke sie fein.
(6) Putze die Frühlingszwiebel schneide sie in Ringe.
(7) Püriere die Kräuter, den Joghurt und die Milch miteinander und schmecke es mit Limettensaft, Salz sowie Dill und Pfeffer ab.
(8) Vermenge das Dressing mit dem zubereiteten Salat und streue die Frühlingszwiebel darüber.

Rezept #7: Spargel-Tagliatelle mit Pinienkernen

Gefundene Kalorien: 258

Die Zutaten:

- 300 g weißer Spargel
- 10 g frisch gehobelter Parmesan
- ¼ Bund frische Minze
- ¼ Zitrone
- 1 EL Olivenöl
- 8 g Pinienkerne
- Salz
- Pfeffer

Die Anleitung:

(1) Für das Pesto: Püriere Minze mit zwei Spritzer Zitronensaft, Olivenöl und Pinienkernen im Mixer.
(2) Schmecke das Pesto mit ein wenig Salz und Pfeffer ab.
(3) Schäle den Spargel und schäle ihn in dünne, lange Streifen.
(4) Nun kannst du noch einmal das Ganze mit Salz und Pfeffer abschmecken.
(5) Vermenge den Spargel mit dem Pesto und gib noch ein paar Pinienkerne und den Parmesankäse obendrauf.

Rezept #8: Ayurvedischer Quinoa-Topf

Gefundene Kalorien: 240

Die Zutaten:

- 40 g weiße Quinoa
- 1 Stück Ingwer (1 cm)
- 1 EL Kokosöl
- 40 g rote Linsen
- ½ TL Kümmelsamen
- ½ TL gemahlene Kurkuma
- 200 ml Gemüsebrühe
- 1 kleine Möhre
- 175 g Brokkoli
- ½ Zitrone
- ½ TL gemahlener Koriander

Die Anleitung:

(1) Koche den Quinoa.
(2) Hacke den Ingwer fein.
(3) Erhitze etwas Kokosöl im Topf und gib Quinoa, Ingwer, Linsen und Kümmel hinzu.
(4) Lass es 3 Minuten anbraten.
(5) Dann gib Kurkuma hinzu und lösche es mit Gemüsebrühe ab.
(6) Lass es für 15 Minuten kochen.
(7) Schäle die Möhren und schneide sie in kleine Würfel.
(8) Wasche den Brokkoli und teile ihn in kleine Röschen.

(9) Dünste beides in etwas Wasser auf.

(10)   Gib etwas Zitronensaft und Koriander zum Linsen-Quinoa-Gemisch.

(11)   Gib dann Brokkoli und Möhren hinzu – fertig ist der gesunde Eintopf!

Rezept #9: Zucchini-Buletten

Gefundene Kalorien: 280

Die Zutaten:

- 1/2 Zucchini
- Salz
- ½ Zwiebel
- 1 El Öl
- 0.5 Tl getrockneter Thymian
- ½ El Mehl
- 1 El Semmelbrösel
- 10 g frisch geriebener Hartkäse
- 1 kleines Ei
- Pfeffer

Die Anleitung:

(1) Raspel die Zucchini grob und vermische sie in einer Schüssel mit einer Prise Salz.

(2) Würfel die Zwiebel fein.

(3) Erhitze 1 TL Olivenöl in der Pfanne und dünste dann die Zwiebel darin glasig.

(4) Zucchini in einem sauberen Handtuch entwässern.

(5) Vermische nun Zucchini, Zwiebeln, Mehl, Thymian, Semmelbrösel, Parmesan und Ei.

(6) Mit Salz und Pfeffer abschmecken.

(7) Forme 6 Buletten.

(8) Olivenöl in der Pfanne erhitzen und alle Buletten von beiden Seiten jeweils etwa 3 Minuten braten.

Rezept #10: Asiatische Brokkoli-Pfanne

Gefundene Kalorien: 280

Die Zutaten:

- 400 g Brokkoli
- 2 Möhren
- 1 Tomate
- 200 ml warmes Wasser
- 50 ml Sojasauce
- 1 EL Olivenöl
- 1 TL Sesam
- Salz
- Pfeffer

Die Anleitung:

(1) Schneide die Brokkoli-Röschen vom Stiel und wasche sie.

(2) Schäle die Möhren schneide sie in Scheiben.

(3) Wasche Tomaten waschen und schneide sie in kleine Stücke.

(4) Erhitze etwas Olivenöl in einer Pfanne und brate Brokkoli und Möhren darin an.

(5) Gib die Tomaten hinzu und würze alles mit Salz und Pfeffer.

(6) Sojasauce und Wasser vermischen und dann in die Pfanne hinzugeben.

(7) Alles für 8-10 Minuten kochen lassen.

(8) Mit etwas Sesam beträufeln und servieren!

Zucker Detox Rezepte für Abendessen

Rezept #1: Fruchtiger Feldsalat

Gefundene Kalorien: 60

Die Zutaten:

- 38 g Feldsalat
- ¼ rote Zwiebel
- ½ EL Olivenöl
- Zitronensaft
- Ananassaft
- Salz
- Pfeffer

Die Anleitung:

(1) Wasche den Salat und schleudere ihn dann trocken.
(2) Zwiebel fein schneiden.
(3) Zitronensaft mit Öl und Ananassaft vermischen.
(4) Mit Salz und Pfeffer abschmecken.
(5) Mariniere den Feldsalat mit dem fruchtigen Mix.

Rezept #2: Chicorée mit Currycreme-Füllung

<u>Gefundene Kalorien</u>: 140

<u>Die Zutaten</u>:

- 1 ½ EL Frischkäse
- ½ EL Joghurt
- ½ EL saure Sahne
- ½ EL Mandarinen- oder Ananassaft
- Curry
- Sojasauce
- Tabasco
- ½ großer Chicorée
- 25 g Salatgurke
- ½ Frühlingszwiebel
- ½ rote Spitzpaprika
- 1 EL Sesam

<u>Die Anleitung</u>:

(1) Verrühre Frischkäse, Joghurt und saure Sahne mit Mandarinensaft.
(2) Schmecke den Mix mit Curry, Sojasauce und Tabasco ab.
(3) Nimm 4 Blätter vom Chicorée und wasche sie.
(4) Fülle sie mit der Creme.
(5) Die restlichen Blätter kannst du in feine Ringe schneiden.
(6) Schäle Paprika, Gurke und Frühlingszwiebel und schneide alles fein.

(7) Verteile das Gemüse auf die Chicorée-Schiffchen und gib den Sesam darüber.

(8) Lass es dir schmecken!

Rezept #3: Champignon-Pfanne mit Fenchel

Gefundene Kalorien: 165

Die Zutaten:

- 200 g Champignons, braun
- 75 g Fenchel
- ½ Zitrone
- Rosmarin
- 1 Knoblauchzehe
- ½ TL Ingwer, gerieben
- 1 EL Olivenöl
- 1 TL Butter
- 1 Lorbeerblatt
- Muskat
- Meersalz
- Pfeffer

Die Anleitung:

(1) Putze die Champignons und entferne die Stielenden.

(2) Schneide Champignons, Knoblauch und Fenchel in dünne Scheiben.

(3) Wasche Rosmarin und hacke ihn fein.

(4) Erhitze etwas Öl in der Pfanne und brate den Knoblauch darin an.

(5) Gib Pilze und Fenchel hinzu und brate sie mit an.

(6) Gib Rosmarin, Lorbeer, Zitronensaft und Ingwer zu dem Gemüse und noch etwas köcheln lassen.

(7) Alles mit Muskat, etwas Salz und Pfeffer abschmecken.

Rezept #4: Kleine Auberginen Pizzen mit Basilikum

Gefundene Kalorien: 200

Die Zutaten:

- ½ Aubergine
- 75 g Tomaten
- 30 g Mozzarella
- Basilikum
- 1 kleine Knoblauchzehe
- 1 EL Olivenöl
- Oregano
- Salz
- Pfeffer

Die Anleitung:

(1) Wasche die Schale der Aubergine, entferne die Enden und schneide sie dann in Scheiben.

(2) Gib etwas Salz hinüber.

(3) Wasche alle Tomaten und schneide sie in kleine Stücke.

(4) Wasche das Basilikum und hacke ihn klein.

(5) Schäle den Knoblauch und hacke ihn klein.

(6) Nimm eine Schüssel und vermenge darin etwas Oregano mit Olivenöl.

(7) Schneide den Mozzarella in feine Scheiben.

(8) Gib Tomaten, Basilikum und Knoblauch zum Ölgemisch.

(9) Würze mit Pfeffer und Salz.

(10) Lege die Auberginenscheiben auf ein vorbereitetes Backblech mit Backpapier.

(11) Verteile die Tomatenmischung oben drauf.

(12) Gib den Mozzarella hinüber und lasse es bei 175°C etwa 15 Minuten backen.

(13) Nun kannst du die Pizzen aus dem Ofen nehmen

(14) Dekoriere sie noch mit ein paar Basilikumblättern.

Rezept #5: Papaya-Salat mit Rosinen

Gefundene Kalorien: 225

Die Zutaten:

- 1 Papaya
- 1 Apfel (sauer)
- 1 TL Zitronensaft
- 20 g Rosinen

- 1 EL gehackte Haselnüsse
- 50 g Milch (fettarm)
- 1 EL Orangensaft
- 1 Prise Zimt

Die Anleitung:

(1) Schäle die Papaya und würfle sie in kleine Stücke.
(2) Wasche nun den Apfel und zerlege ihn ebenfalls in kleine Würfel.
(3) Mische das Ganze mit Zitronensaft.
(4) Dann gibst du Rosinen und Haselnüsse hinzu.
(5) Mische die Milch mit Orangensaft und Zimt.
(6) Vermische die zwei Schalen kurz vor dem Essen miteinander.

Rezept #6: Wirsing-Orangen-Salat mit Nüssen

Gefundene Kalorien: 230

Die Zutaten:

- 125 g Wirsing
- 1 kleine Orange
- ½ TL Olivenöl
- ½ EL Obstessig
- Meersalz
- Pfeffer
- ½ Schalotte
- 3 Basilikumblätter

- 1 EL gehackte Walnüsse

<u>Die Anleitung</u>:

(1) Putze den Wirsing und gib die Blätter für 30 Sekunden in kochendes Salzwasser.
(2) Lasse ihn abtrocknen und schneide ihn dann in 2 cm dicke Streifen.
(3) Schäle eine Orange und presse die eine Hälfte aus.
(4) Würfle die Schalotte und gib sie zum Dressing.
(5) Richte nun den Wirsing mit der anderen Hälfte der Orange auf den Teller an und lass das Dressing hinüberträufeln.
(6) Dekoriere den Teller zum Schluss mit den Basilikumblättern und den Walnüssen.

Rezept #7: Würziger Dampf-Blumenkohl

<u>Gefundene Kalorien</u>: 280

<u>Die Zutaten</u>:

- 300 g Blumenkohl
- ½ Limette
- 1 Knoblauchzehe
- 1 EL Kokosöl
- Petersilie
- Thymian
- Muskat
- Chiliflocken

- Meersalz
- Pfeffer

Die Anleitung:

(1) Wasche den Blumenkohl und schneide die Röschen ab.
(2) Gib die Blumenkohl-Röschen in einen Topf und gare sie für einige Minuten.
(3) Drücke die Knoblauchzehe mit der flachen Messerseite platt.
(4) Zerhacke die Kräuter.
(5) Gib das Kokosöl in die Pfanne und gib das Knoblauch hinzu.
(6) Gib nun auch den Blumenkohl hinzu und brate alles leicht an.
(7) Mische den Blumenkohl nun mit Muskat, Kräutern und Chiliflocken und gib noch etwas Limettensaft dazu.
(8) Anschließend kannst du noch mit Salz und Pfeffer nachwürzen.

Rezept #8: Frischer Rohkostsalat

Gefundene Kalorien: 330

Die Zutaten:

- 200 g Salat (Eisberg, Endivien oder Chinakohl)
- 100 g Rotkohl

- 1 Möhre
- 5 - 6 Stiele Koriander
- 2 EL Olivenöl
- 1 Orange
- ½ Zitrone
- Salz

Die Anleitung:

(1) Wasche die Salatblätter, trockne sie und schneide sie dann in schmale Streifen.
(2) Schäle die Möhre und schneide sie in dünne Streifen.
(3) Auch den Rotkohl schneidest du in schmale Streifen.
(4) Wasche den Koriander und zupfe die Blätter ab.
(5) Für das Dressing vermengen wir Zitronen- und Orangensaft mit Olivenöl und Salz.
(6) Gib nun alle Zutaten in eine Schüssel und schütte das Dressing kurz vor dem Servieren hinüber.

Rezept #9: Spargel-Erbsensuppe mit Feta

Gefundene Kalorien: 333

Die Zutaten:

- 125 g Erbsen (tiefgefroren)
- 25 g grüner Spargel
- 50 g Feta

- ½ Schalotten
- 1 Lauchzwiebel
- 2 Kartoffeln
- 100 ml Gemüsebrühe
- Ingwer
- 1 EL Olivenöl
- 8-10 Basilikumblätter
- Muskat
- Salz
- Pfeffer

Die Anleitung:

(1) Schäle die Schalotten und würfle sie klein.
(2) Putze die Lauchzwiebel und schneide sie in Ringe.
(3) Schäle die Kartoffeln und schneide sie in Stücke.
(4) Schneide den Spargel in etwa 3 cm lange Stücke.
(5) Wasche das Basilikum, lege ein paar Blätter für die Deko zur Seite und zerhacke den Rest.
(6) Erhitze das Olivenöl und dünste die Schalotten, Lauchzwiebeln und Kartoffeln.
(7) Lösche dann alles mit der Gemüsebrühe ab und lasse es zugedeckt ca. 10 Minuten kochen.
(8) Gib die Erbsen hinzu und lasse es weitere 5 Minuten köcheln.
(9) Nun gibst du Basilikum und Ingwer hinzu.
(10)   Nach 2 Minuten kannst du alles mit einem Pürierstab mixen.
(11)   Schmecke die Suppe mit Salz, etwas Pfeffer sowie Muskat ab.

(12) Erhitze in der Pfanne das restliche Öl mit den Spargelstücken.

(13) Würze den Spargel mit Salz und Pfeffer.

(14) Gib die Spargelstücke zu der Suppe und streue den Feta-Käse hinüber.

(15) Nun kannst du auch das Basilikum als Dekoration in die Schüssel geben.

Rezept #10: Kürbispfanne mit Rosenkohl

Gefundene Kalorien: 375

Die Zutaten:

- 100 g Hokkaidokürbis
- 75 g Rosenkohl
- 30 g Pekannüsse
- 10 g Cranberries
- 1 EL Orangensaft
- 1 EL Olivenöl
- Salz
- Pfeffer

Die Anleitung:

(1) Wasche den Kürbis und schneide ihn in kleine Würfel.

(2) Putze den Rosenkohl und halbiere die Blätter.

(3) Erhitze etwas Olivenöl in der Pfanne.

(4) Nun braten wir darin Kürbis und Rosenkohl an.

(5) Gib nun Orangensaft, Cranberries und Pekannüsse hinzu und brate alles kurz mit.

(6) Würze mit Pfeffer und Salz und die Pfanne ist schon fertig!

Zucker Detox Rezepte für Desserts

Rezept #1: Erdbeer-Teller mit frischer Minze

Gefundene Kalorien: 45

Die Zutaten:

- 250 g frische Erdbeeren
- frische Minzblätter
- Stern-Anis
- ½ Zitrone

Die Anleitung:

(1) Wasche die Erdbeeren, lasse sie abtropfen und entferne das Grün.
(2) Schneide die Erdbeeren in dünne Scheiben.
(3) Wasche die Minze und gib sie zu den Erdbeeren.
(4) Reibe etwas Sternanis darüber sowie 1-2 Spritzer Zitronensaft.

Rezept #2: Erdbeereis mit Vanille (6 Portionen)

Gefundene Kalorien: 120

Die Zutaten:

- 250 g Erdbeeren

- 1 Ei
- 165 ml Sahne
- 160 ml Hafermilch
- 1 TL Zitronensaft
- 1 Messerspitze Vanillepulver

Die Anleitung:

(1) Wasche die Erdbeeren und schneide den Strunk ab.
(2) Püriere die Erdbeeren mit einem Mixer oder Pürierstab.
(3) Gib das Püree in eine Schüssel und mische nun alle anderen Zutaten unter.
(4) Püriere alles miteinander.
(5) Gib die Erdbeermasse dann in eine Dose mit Deckel und stelle sie in das Gefrierfach.

Rezept #3: Abkühlender Obstsalat

Gefundene Kalorien: 140

Die Zutaten:

- 4 Aprikosen
- 30 g Erdbeeren
- ½ Apfel
- 2 EL Orangensaft

Die Anleitung:

(1) Wasche Aprikosen, die Erdbeeren und den Apfel und lasse sie abtropfen.

(2) Halbiere die Aprikosen und schneide sie in kleine Stückchen.

(3) Viertel die Erdbeeren.

(4) Schneide auch den Apfel in kleine Stücke.

(5) Vermische dann Aprikosen, Erdbeeren und Apfel mit dem Orangensaft.

(6) Einen guten Appetit!

Rezept #4: Avocado-Grapefruit Teller

Gefundene Kalorien: 220

Die Zutaten:

- ½ Avocado
- ¼ Pampelmuse
- ¼ Grapefruit
- 1 Stängel Minze
- etwas Saft einer Limette
- Salz

Die Anleitung:

(1) Schneide die Avocado in Streifen und beträufle sie mit dem Limettensaft. So bleibt die Avocado grün und verfärbt sich nicht braun.

(2) Schneide die Grapefruit und Pampelmuse in Streifen.

(3) Wasche die Minze und hacke sie fein.

(4) Gib das Ganze auf einen Teller und bestreue es mit etwas Salz.

Rezept #5: Chia-Pudding mit Lavendel

Gefundene Kalorien: 250

Die Zutaten:

- 100 ml Mandelmilch
- 1 EL Chia-Samen
- 50 g Himbeeren
- 25 g Sojajoghurt
- 35 g Quark
- 1 TL Lavendel
- 15 g Haselnüsse

Die Anleitung:

(1) Koche die Mandelmilch mit Lavendel auf und lass das Ganze für 10 Minuten köcheln.

(2) Kühle den Topf dann ab und gib die Heidelbeeren hinzu.

(3) Dann kannst du das Ganze pürieren.

(4) Vermenge die Lavendel-Mandelmilch mit Chia-Samen und lasse es dann für 1 Stunde im Kühlschrank quellen.

(5) Vermische Joghurt und Quark miteinander und gib es dann zu dem Heidelbeer-Milch-Mix hinzu.

(6) Fülle den Pudding in eine Schale und streue gehackte Haselnüsse darüber.

Rezept #6: Orangen-Quark mit Pistazien

Gefundene Kalorien: 280

Die Zutaten:

- ½ Orange (Bio)
- 150 g Quark
- 1 Vanilleschote
- 1 EL Haferkleie
- 15 g Pistazien

Die Anleitung:

(1) Wasche die Orange heiß ab und trockne sie gründlich ab.

(2) Reibe die Schale ab und schneide das Orangenfleisch in kleine Würfel.

(3) Rühre den Quark mit dem Mineralwasser cremig an.

(4) Vermische den Quark mit der Orange, dem Abgeriebenen sowie Haferkleie und Vanille.

(5) Gib den Mix in eine Schale und gib die kleingehackten Pistazien hinzu, nachdem du sie in einer Pfanne ohne Fette kurz angeröstet hast.

Rezept #7: Pfirsich-Limetten-Creme

Gefundene Kalorien: 290

Die Zutaten:

- 150 g Joghurt
- 100 g Quark
- ½ Limette
- 1 Pfirsich

Die Anleitung:

(1) Wasche die Limette und trockne sie ab.
(2) Presse den Saft aus der Limette.
(3) Wasche den Pfirsich und schneide ihn dann in kleine Stücke.
(4) Gib den Joghurt mit Quark in eine Schüssel und vermische beides miteinander.
(5) Gib den Limettensaft hinzu und rühre alles gut um.
(6) Nun kannst du noch die Pfirsichstücke hinzugeben und fertig ist die Creme!

Rezept #8: Kleiner Mandel-Feigen-Kuchen (6 Stück)

Gefundene Kalorien: 370

Die Zutaten:

- 3 mittelgroße Eier

- ½ TL Backpulver
- 100 g Mandelmehl
- 1 große Orange
- ½ TL Kokosöl
- 175 g Feigen

Die Anleitung:

(1) Heize den Backofen auf 160° C vor.
(2) Schlage die Eier in einer Schüssel auf und rühre sie schaumig.
(3) Nun kannst du Mandelmehl und Backpulver unterheben.
(4) Wasch die Orange heiß ab und reibe die Schale fein ab.
(5) Verrühre nun alles miteinander.
(6) Nimm eine kleine Kuchenform und fette sie mit Kokosöl ein.
(7) Dann gibst du die Masse hinein.
(8) Wasche die Feigen und schneide sie in kleine Stücke.
(9) Drücke sie in den Teig.
(10) Schiebe den die Form mit dem Teig jetzt für ca. 30 Minuten in den Backofen.
(11) Garniere den Kuchen mit den restlichen Feigen und serviere ihn!

Rezept #9: Bananen-Himbeer-Muffins (6 Stück)

Gefundene Kalorien: 440

Die Zutaten:

- 1 mittelgroße Banane
- 30 g Haferflocken
- 1 EL Mandeln (gemahlen)
- 1 TL Chia-Samen
- 1 mittelgroßes Ei
- 1/2 TL Backpulver
- 1 TL Erdnussmus
- 40 g Himbeere

Die Anleitung:

(1) Heize deinen Backofen auf 220° C vor.
(2) Fette 6 Muffin-Förmchen mit Sonnenblumenöl ein.
(3) Nimm eine Gabel und zerdrücke damit die Banane.
(4) Vermenge die Banane mit allen anderen Zutaten zu einem Teig, abgesehen von den Himbeeren.
(5) Hebe nun die Beeren unter.
(6) Gib den Teig in die Muffinformen und lasse den Teig für 20 Minuten bei 190° C backen.

Rezept #10: Chia-Pudding mit Kokos und Himbeeren

<u>Gefundene Kalorien</u>: 500

<u>Die Zutaten</u>:

- 30 g Chia-Samen
- 250 ml Kokosmilch
- 75 g Himbeeren
- ½ Kiwi
- 1 Stängel frische Minze

<u>Die Anleitung</u>:

(1) Himbeeren waschen und 50 g davon pürieren.
(2) Verquirle Chia-Samen mit der Milch geben und verrühre es solange, bis alles glatt ist.
(3) Gib das Himbeerpüree zum Chia-Pudding und verrühre alles gut.
(7) Lasse den Chia-Pudding für 1-2 Stunden im Kühlschrank quellen.
(8) Schäle die Kiwi und schneide sie in Stücke.
(9) Hacke die Minze grob und vermische sie mit der Kiwi.
(10) Gib die Früchte auf den Chia-Pudding und dekoriere ihn mit den Minzblättern.

Zucker Detox Rezepte für Getränke

Rezept #1: Mate-Eistee

Gefundene Kalorien: 8

Die Zutaten:

- 1 Beutel Matetee
- 1 EL Holunderblütensirup
- ¼ Limette (Bio)
- 1 Stängel Minze
- Eiswürfel

Die Anleitung:

(1) Gieße 125 ml kochendes über den Mate-Teebeutel und lass ihn für 3-5 Minuten ziehen.
(2) Nimm den Beutel dann hinaus und stelle die Flüssigkeit für 2 Stunden in den Kühlschrank.
(3) Nach den 2 Stunden kannst du den Holunderblütensirup mit dem Matetee vermengen.
(4) Schneide die Limette in kleine Scheiben und füge sie hinzu.
(5) Gib ein paar Eiswürfel dazu und fülle es bei Bedarf mit stillem Wasser auf.
(6) Zum Schluss kannst du noch ein paar Minzblätter hinzugeben.

Rezept #2: Eistee mit Minze und Johannisbeeren

Gefundene Kalorien: 70

Die Zutaten:

- ½ Bund grüne Minze
- 100 g schwarze Johannisbeeren
- ¼ Limette
- ½ Liter Wasser

Die Anleitung:

(1) Minze waschen, zwei Stiele beiseitelegen. Restliche Minze mit 2 Liter Wasser aufkochen, anschließend abkühlen lassen.
(2) Johannisbeeren von den Stielen abzupfen und waschen.
(3) Gemeinsam mit dem Limettensaft und dem Zucker pürieren und in den kalten Minzetee mischen.
(4) Dann kannst du den Eistee mit ein paar Eiswürfel in eine Karaffe geben und mit Minzblättchen garnieren.

Rezept #3: Lila Buttermilch-Shake

Gefundene Kalorien: 75

Die Zutaten:

- 150 ml Buttermilch
- 100 ml Wasser
- 25 g Heidelbeeren
- 25 g Brombeeren
- Frische Minze

Die Anleitung:

(1) Gib die Buttermilch mit den Beeren in einen Mixer und mixe es zu einem Shake.
(2) Gib ein paar Minzblätter hinzu und mixe es noch einmal durch.
(3) Fertig ist dein Shake für zwischendurch!

Rezept #4: Kiwi-Ingwer-Smoothie

Gefundene Kalorien: 110

Die Zutaten:

- 1 kleines Stück Ingwer
- ½ Apfel
- 1 Kiwi
- ½ Grapefruit

- ½ Limette

Die Anleitung:

(1) Hacke den Ingwer klein.
(2) Schäle Apfel und Kiwi und schneide beides in grobe Stücke.
(3) Lege jeweils eine dünne Scheibe von Grapefruit und Limette zur Seite.
(4) Den Rest der Früchte gibst du dann mit Limettensaft und Eiswürfel in den Mixer und pürierst alles gut.
(5) Nun kannst du den Smoothie mit den Früchten am Rand servieren.

Rezept #5: Heiße Kokosmilch

Gefundene Kalorien: 120

Die Zutaten:

- 1 Beutel Chai-Tee
- 2 EL Kokosmilch
- 75 ml Mandelmilch
- Zimt

Die Anleitung:

(1) Übergieße den Teebeutel mit 200 ml kochendem Wasser.

(2) Lasse den Tee ziehen lassen und nimm den Beutel dann hinaus.

(3) Rühre die Kokosmilch unter.

(4) Gib die Chai-Kokos-Mischung in ein Glas.

(5) Vermische die Milch mit Zimt und gib sie zum Tee.

Rezept #6: Brennnessel-Smoothie mit Mango

Gefundene Kalorien: 130

Die Zutaten:

(1) 1 Handvoll Brennnessel-Blätter

(2) Etwas Petersilie

(3) ½ reife Mango

(4) 1 kleine Banane

(5) ¼ Apfel

(6) ¼ Avocado

(7) 1 EL Leinöl

(8) Etwas Wasser

Die Anleitung:

(1) Wasche die Kräuter.

(2) Schäle Mango, Avocado und Banane.

(3) Wasche den Apfel und zerlege ihn dann in kleine Stücke.

(4) Gib alle Zutaten mit etwas Leinöl und Wasser in einen Mixer oder püriere es mit einem Mixstab.

Rezept #7: Mangold-Thymian-Smoothie

Gefundene Kalorien: 160

Die Zutaten:

- 50 g Mangold
- ½ Apfel
- ½ Birne
- 1 Stiele Thymian
- ½ Banane
- ¼ Limette

Die Anleitung:

(1) Wasche den Mangold und zerkleinere ihn.
(2) Wasche Apfel und Birne und würfle beides.
(3) Wasche auch den Thymian und zupfe die Blätter von den Stielen.
(4) Gib alles mit Limettensaft und 150 ml Wasser in einen Mixer zum Pürieren.
(5) Anschließend in ein Glas schütten und genießen!

Rezept #8: Bananen-Smoothie mit Heidelbeeren

Gefundene Kalorien: 175

Die Zutaten:

- 200 g Naturjoghurt
- 200 g Heidelbeeren
- 1 mittlere Banane
- 100 ml Wasser

Die Anleitung:

(1) Gib den Joghurt mit den Heidelbeeren und der Banane in einen Mixer.
(2) Fülle es mit dem Wasser auf und püriere die Zutaten zu einem Smoothie.

Rezept #9: Hafer-Drink mit Papaya

Gefundene Kalorien: 180

Die Zutaten:

- 1 getrocknete Aprikose
- 1 Dattel
- ¼ Banane
- ½ EL Zitronensaft
- 1 EL zarte Haferflocken

- 50 ml Hafermilch
- 75 ml Apfelsaft
- 75 g Papaya

Die Anleitung:

(1) Zerkleinere Aprikose und Datteln.
(2) Mische die Trockenfrüchte mit Banane, Haferflocken und Zitronensaft.
(3) Gib Apfelsaft, Papaya und Hafermilch hinzu und püriere alles.

Rezept #10: Golden Kurkuma Shake

Gefundene Kalorien: 250

Die Zutaten:

- 1 Banane
- 1 EL Kokosöl
- 1 Dattel
- 50 ml Sojamilch
- 50 ml Cashew-Milch
- 1 TL Kurkuma
- Pfeffer

Die Anleitung:

(1) Schäle die Banane, zerschneide sie und gib sie in einen Mixer.
(2) Dann fügst du alle anderen Zutaten hinzu.
(3) Püriere die Zutaten und du erhältst einen leckeren Shake zum Genießen!

Zucker Detox Rezepte für Snacks

Rezept #1: Himbeer-Bissen

Gefundene Kalorien: 20

Die Zutaten:

- 150 g Joghurt
- 1 Msp. gemahlene Vanille
- 50 g Himbeeren

Die Anleitung:

(1) Verrühre den Joghurt mit der Vanille.
(2) Zerdrücke die Beeren mit einer Gabel und hebe sie unter den Joghurt.
(3) Fülle den Joghurt in Eiswürfelformen und stelle sie für mindestens 4 Stunden in das Gefrierfach.
(4) Nun kannst du dir bei Bedarf immer einen „Bissen" herausholen und genießen.

Rezept #2: Haferflocken-Bananen-Kekse

Gefundene Kalorien: 80

Die Zutaten:

- 1 Banane
- 50g Haferflocken

- Nüsse
- Zimt

Die Anleitung:

(1) Heize den Backofen auf 180°C Umluft vor.
(2) Zerdrücke die Banane mit einer Gabel.
(3) Mische die Haferflocken, Nüsse und Zimt unter.
(4) Verteile auf einem Backblech jeweils 1 EL pro Keks.
(5) Drücke die Kekse mit einem Löffel flach.
(6) Backe das Ganze für 20 Minuten und hole sie dann hinaus.
(7) Lasse sie abkühlen und schon kannst du die zuckerfreien Kekse genießen!

Rezept #3: Erdnuss-Quinoa-Kekse

Gefundene Kalorien: 90

Die Zutaten:

- 35 g weiche Butter
- ½ Ei
- 50 g Datteln
- Vanilleschote
- 40 g Mandelmehl
- ¼ TL Backpulver
- Prise Salz
- 40 g geröstete Erdnüsse

- 30 g gerösteter Quinoa (gepufft)

<u>Die Anleitung</u>:

(1) Rühre die Butter mit dem Ei zu einer Creme.
(2) Schneide die Datteln klein und gib sie mit dem Vanillemark zur Buttermasse.
(3) Gib das Mandelmehl mit dem Backpulver und Salz in eine Schüssel und vermische es mit der Buttermasse.
(4) Heize den Ofen auf 180°C vor (Ober- und Unterhitze).
(5) Hacke die Erdnüsse klein und gib sie mit Quinoa und Chia-Samen zur Buttermasse.
(6) Verarbeite nun alle Zutaten zu einem glatten Teig und forme daraus dann eine Kugel.
(7) Stelle die Teigkugel in einer Folie in den Kühlschrank (für etwa 1 Stunde).
(8) Gib jeweils 1 TL vom Teig auf das Backblech und drücke den Teig ganz flach.
(9) Schiebe das Backblech in den Backofen und lasse die Kekse für 15 Minuten backen, bis sie goldbraun sind.

Rezept #4: Vanille Shake mit Erdbeeren

<u>Gefundene Kalorien</u>: 95

<u>Die Zutaten</u>:

- 75 g Erdbeeren
- 15 g Vanillepulver
- 50 g Sojajoghurt
- 100 ml Wasser

<u>Die Anleitung</u>:

(1) Wasche die Erdbeeren entferne den Stielansatz entfernen.
(2) Gib alle Zutaten in den Standmixer und püriere sie fein.
(3) Gieße den Shake in ein Glas und genieße ihn direkt.

Rezept #5: Kapuziner Brot mit Rote Bete

Gefundene Kalorien: 95

Die Zutaten:

- 2 Blätter Kapuzinerkress
- 1 Scheibe Vollkorn-Roggen-Brot
- 1 TL geriebener Meerrettich
- 60 g gekochte Rote Bete
- 1 Prise Salz

Die Anleitung:

(1) Wasche die Kapuzinerkresse-Blätter und lasse sie trocknen.
(2) Die Brotscheibe mit 1 TL Meerrettich bestreichen.
(3) Lass die rote Bete abtropfen, tupfe sie mit Küchenpapier trocken und schneide sie dann in feine Scheiben.
(4) Belege die Brotscheibe mit roter Bete und Kresse und salze nach Geschmack.

Rezept #6: Gebratene Paprika

Gefundene Kalorien: 115

Die Zutaten:

- 150 g grüne Paprikaschoten

- Olivenöl
- Salz
- Pfeffer

Die Anleitung:

(1) Wasche die Paprikaschoten und reibe sie mit Küchenpapier trocken.
(2) Erhitze Olivenöl in der Pfanne.
(3) Gib die Paprikaschoten dazu und brate sie bei ständigem Rühren etwa 5 Minuten.
(4) Würze die Paprika mit Salz und Pfeffer.

Rezept #7: Apfel-Muffins (12 Stück)

Gefundene Kalorien: 120

Die Zutaten:

- 8 Eier
- 3 Äpfel
- 3 EL Apfelmus
- 3 EL Kokosmilch
- 3 EL Kokosmehl
- 2 EL Kokosöl
- 1 Päckchen Weinsteinbackpulver
- 4 TL Zimt
- 1 Prise Salz

<u>Die Anleitung:</u>

(1) Heize den Backofen auf 180°C vor (Ober-/ Unterhitze).

(2) Viertel die Äpfel und zerlege sie dann in kleine Stücke.

(3) Brate 2 Äpfel mit etwas Wasser für 5 Minuten in einer Pfanne an bis sie eine breiähnliche Konsistenz erreicht haben.

(4) Vermische in einer Schüssel Kokosmilch, Öl, Apfelmus und Eier miteinander.

(5) Vermische in einer zweiten Schüssel Mehl, Zimt, Salz und Backpulver.

(6) Gib den Zimt-Mehl-Mix zu dem Eier-Apfelmus-Mix.

(7) Hebe nun die warmen Äpfel unter.

(8) Stelle 12 Muffin-Förmchen auf und verteile den Teig auf die Formen.

(9) Die restlichen Apfelstücke kannst du in den Teig drücken.

(10) Backe die Muffins nun für 30 Minuten im vorgeheizten Backofen.

Rezept #8: Vegane Kokos-Müsliriegel mit Früchten (12 Stück)

<u>Gefundene Kalorien:</u> 180

<u>Die Zutaten:</u>

- 60 g Kokosöl

- 2 reife Bananen
- 60 ml Mandelmilch
- 150 g Haferflocken
- 40 g Vollkornmehl
- 50 g getrocknete Cranberries
- 6 EL Kokosraspel
- 1 EL Leinsamen
- ½ TL Backpulver
- ½ TL gemahlener Zimt
- 1 Prise Salz

Die Anleitung:

(1) Lege eine Auflaufform mit Backpapier aus.
(2) Stelle den Backofen auf 160°C ein.
(3) Zerdrücke die Bananen mit einer Gabel in einer Schüssel.
(4) Verrühre sie mit Milch und Kokosöl.
(5) Gib Haferflocken, Mehl, Cranberrys, Kokosraspeln, Leinsamen und Backpulver in eine Schüssel und gib Zimtpulver und etwas Salz dazu.
(6) Vermische alles gut miteinander.
(7) Gib nun die Bananen-Kokosöl-Mischung hinzu und verrühre alles zu einem Teig.
(8) Gib die Masse in die Auflaufform und streiche sie glatt.
(9) Backe die Masse im vorheizten Backofen für ca. 35 Minuten.
(10)   Dann kannst du die Form herausnehmen und in 12 Riegel schneiden – fertig!

Rezept #9: Feierliches Hummus aus Avocado

Gefundene Kalorien: 270

Die Zutaten:

- 100 g Kichererbsen
- 1 Avocado
- 1 Knoblauchzehe
- ½ Bund Koriander
- 50 ml Olivenöl
- Meersalz

Die Anleitung:

(1) Lasse die Kichererbsen abtropfen, gib sie in einen Topf und bedecke sie mit Wasser.
(2) Lasse die Kichererbsen etwa 10 Minuten kochen und gieße dann das Wasser ab.
(3) Schneide die Avocado auf, entkerne sie und löse das Fruchtfleisch hinaus.
(4) Wasche den Koriander und schüttele ihn trocken.
(5) Schäle die Knoblauchzehe und zerlege ihn dann in kleine Stücke.
(6) Gib Kichererbsen, Avocado und Knoblauch in einen Mixer und püriere alles fein.
(7) Gib den Koriander hinzu und mixe noch einmal alles durch.
(8) Nun gibst du Olivenöl dazu und rührst es mit einem Löffel unter.
(9) Nun kannst du das Ganze mit Salz abschmecken und eine Portion verzehren – guten Appetit!

Mein Tipp: Das Hummus eignet sich nicht nur für zwischendurch als Snack, sondern auch als Fingerfood auf der nächsten Party!

Rezept #10: Aprikosen-Chutney im Glas

Gefundene Kalorien: 400

Die Zutaten:

- 500 g Aprikosen
- 2 Schalotten
- 1 rote Chilischote
- 1 Knoblauchzehe
- 3 EL Apfelessig
- 3 EL Orangensaft
- 2 EL Limettensaft
- 1 EL Olivenöl
- Salz
- Pfeffer
- Wasser

Die Anleitung:

(1) Wasche die Aprikosen, entsteine sie und schneide sie dann in kleine Stücke.
(2) Würfle Knoblauch und die Schalotten ganz fein.
(3) Halbiere die Chilischote längs und schneide sie in kleine Stücke.
(4) Erhitze etwas Öl in einem Topf und dünste die Aprikosen, Schalotten, Knoblauch und Chili darin an.
(5) Gib nun Essig und Limettensaft dazu und lasse den Topf etwa 25 Minuten köcheln.

(6) Anschließend kannst du das Chutney mit Salz, Pfeffer und Limettensaft abschmecken und in ein Glas abfüllen.

Mein Tipp: *Das Chutney macht sich gut auf einem Knäckebrot für zwischendurch und lässt sich für mehrere Tage im Kühlschrank aufbewahren (bis zu 20 Portionen).*

Der 30 Tage-Ernährungsplan

Damit du direkt in deine zuckerfreie Zeit starten kannst, möchte ich dir einen Ernährungsplan für die nächsten 30 Tage mit auf den Weg geben. Los geht's!

Einkaufsliste Tag 1-5

Gemüse	Obst	Samen & Nüsse	Milch-produkte	Kräuter & Gewürze	Sonstiges
1 Bund Frühlings-zwiebeln	1 Mango	1 Packung Basmati-Reis	1 Packung Milch (fettarm)	Basilikum (frisch oder getrocknet)	1 Naturtofu
1 Chicorée	2 Äpfel (sauer)	1 Packung Buchweizen	1 Packung saure Sahne	Curry-Pulver	1 Packung Eier
1 Fenchel	2 Orangen	1 Packung Chia-Samen	1x Frisch-käse	Rosmarin	1 Dose Kokosöl
1 rote Paprikaschote	Frische Erdbeeren	1 Packung Dinkelflakes	1x Hartkäse	Thymian	1 Flasche heller Balsamico
1 rote Spitzpapri	Frische Heidel-	1 Packung	3x Natur-	Ingwer	1 Flasche

ka	beeren	Dinkelmehl	joghurt (1,5% Fett)		Olivenöl
1 Zucchini	Frische Himbeeren	1 Packung Haselnüsse		Lorbeer-blätter	Chili-flocken
2 Salatgurken	Limetten	1 Packung Kokoschips		Muskat nuss	Gemahlene Vanille
200 g braune Champignons	2 Mandarinen oder 1 Ananas	1 Packung Mandeln		Zimt	Semmel-brösel
200 g grüner Spargel	Zitronen	1 Packung Pistazien			Sojasauce
250 g Baby-Spinat		1 Packung Rosinen			
Knoblauch		1 Packung Sesam			
Rote Zwiebeln					

141

⇒ **Tag 1**

- Morgens: Power-Flocken mit Joghurt und Himbeeren
- Mittags: Zucchini-Buletten
- Abends: Chicorée mit Currycreme-Füllung

⇒ **Tag 2**

- Morgens: Power-Flocken mit Joghurt und Himbeeren
- Mittags: Spinatsalat mit Spargel und Erdbeeren
- Abends: Chicorée mit Currycreme-Füllung

⇒ **Tag 3**

- Morgens: Power-Flocken mit Joghurt und Himbeeren
- Mittags: Spinatsalat mit Spargel und Erdbeeren
- Abends: Champignon-Pfanne mit Fenchel

⇒ **Tag 4**

- Morgens: Joghurt mit Kokos-Granola
- Mittags: Reis mit Gemüse und Tofu
- Abends: Papaya-Salat mit Rosinen

⇒ **Tag 5**

- Morgens: Joghurt mit Kokos-Granola
- Mittags: Reis mit Gemüse und Tofu
- Abends: Papaya-Salat mit Rosinen

Einkaufsliste Tag 6-10

Gemüse	Obst	Samen & Nüsse	Milch-produkte	Kräuter & Gewürze	Sonstiges
1 Bund Kirschtomaten	2 Äpfel	1 Packung Mandeln	1 Frisch-käse	1 Bund frische Minze	1 Dose Erdnus-butter
1 grüner Salat	1 Avocado	1 Packung Pinienkerne	1 Packung Butter	Kresse oder Dill	1 Dose Kicher-erbsen
1 Packung Möhren	1 Birne	1 Packung Vollkorn-Haferflocken	2x Packung fettarme Milch		1 Vollkorn-brot
1 Salatgurke	1 Packung Himbeeren	1 Packung zarte Haferflocken (Vollkorn)	2x Packung Mager-quark		1 Packung Erbsen (tief-gefroren)
1 Wirsing	1 Papaya	1 Packung Walnüsse	250 g Natur-joghurt		1 Packung Gemüse-brühe
1 Zucchini	Frische Erdbeer	1 Packung Weizenkei	50 g Feta		Obstessig

	en	me		
100 g Fenchel	2 Orangen	1 Packung Kokoschips	50 g Parmesan	
200 g Baby-Spinat				
200 g Champignons				
300 g weißer Spargel				
2 Kartoffeln				
50 g grüner Spargel				
Schalotten				

⇒ **Tag 6**

- Morgens: Haferflocken-Apfel-Shake
- Mittags: Zucchini-Nudeln mit Avocado
- Abends: Champignon-Pfanne mit Fenchel

⇒ **Tag 7**

- Morgens: Eiweiß-Pancakes
- Mittags: Auberginen-Frittata
- Abends: Wirsing-Orangen-Salat mit Nüssen

⇒ **Tag 8**

- Morgens: Vollkorn-Käse-Sandwich mit Karotten und Joghurt-Dip
- Mittags: Kichererbsen-Salat mit Kräuterdressing
- Abends: Wirsing-Orangen-Salat mit Nüssen

⇒ **Tag 9**

- Morgens: Smoothie-Bowl mit Himbeeren
- Mittags: Kichererbsen-Salat mit Kräuterdressing
- Abends: Spargel-Erbsensuppe mit Feta

⇒ **Tag 10**

- Morgens: Sommerliches Erdbeer-Müsli
- Mittags: Spargel-Tagliatelle mit Pinienkernen
- Abends: Papaya-Salat mit Rosinen

Einkaufsliste Tag 11-15

Gemüse	Obst	Samen & Nüsse	Milch-produkte	Kräuter & Gewürze	Sonstiges
1 Bund Frühlings-zwiebeln	1 Apfel (sauer)	1 Packung Cranberries	1 Joghurt	1 Bund frische Minze	1 Packung Eier
1 Bund Tomaten	1 Avocado	1 Packung Pekannüsse	1 Packung Mandel-milch		
1 Chicorée	2 Mandarinen		150 g Natur-joghurt		
1 Hokkaido-kürbis	Frische Erdbeeren		1x Frisch-käse		
1 rote Spitzpaprika			Saure Sahne		
1 Zucchini					
100 g Rosenkohl					
200 g Feldsalat					
200 g grüner Spargel					

3 Kirschtomaten					
300 g weißer Spargel					
350 g Baby-Spinat					
400 g Brokkoli					

⇒ **Tag 11**

- Morgens: Sommerliches Erdbeer-Müsli
- Mittags: Asiatische Brokkoli-Pfanne
- Abends: Papaya-Salat mit Rosinen

⇒ **Tag 12**

- Morgens: Eiweiß-Pancakes
- Mittags: Spinatsalat mit Spargel und Erdbeeren
- Abends: Kürbispfanne mit Rosenkohl

⇒ **Tag 13**

- Morgens: Eiweiß-Pancakes
- Mittags: Zucchini-Nudeln mit Avocado
- Abends: Chicorée mit Currycreme-Füllung

⇒ **Tag 14**

- Morgens: Rosinen-Oatmeal mit Nüssen
- Mittags: Spinatsalat mit Spargel und Erdbeeren
- Abends: Chicorée mit Currycreme-Füllung

⇒ **Tag 15**

- Morgens: Rosinen-Oatmeal mit Nüssen
- Mittags: Spargel-Tagliatelle mit Pinienkernen
- Abends: Fruchtiger Feldsalat

Einkaufsliste Tag 16-20:

Gemüse	Obst	Samen & Nüsse	Milch-produkte	Kräuter & Gewürze	Sonstiges
500 g Brokkoli	Zitronen	1 Packung Quinoa (weiß)	200 g fettarmer Joghurt	Ingwer	1 Packung rote Linsen
200 g Kirschtomaten	2 Avocados	1 Packung Kümmelsamen		Kurkuma	Wasser mit Kohlen-säure
1 Zucchini	2 Orangen			Koriander	1 Dose Kicher-erbsen
75 g Baby-Spinat	1 Birne				
200 g Salat (z.B. Eisberg)					
200 g Rotkohl					
1 Packung Möhren					
1 Hokkaido-kürbis					
200 g Champignons					
75 g Fenchel					

⇒ **Tag 16**

- Morgens: Eiweiß-Pancakes
- Mittags: Ayurvedischer Quinoa-Topf
- Abends: Fruchtiger Feldsalat

⇒ **Tag 17**

- Morgens: Kirschtomaten-Omelett
- Mittags: Zucchini-Nudeln mit Avocado
- Abends: Frischer Rohkostsalat

⇒ **Tag 18**

- Morgens: Crunchy-Nuss-Joghurt
- Mittags: Asiatische Brokkoli-Pfanne
- Abends: Frischer Rohkostsalat

⇒ **Tag 19**

- Morgens: Crunchy-Nuss-Joghurt
- Mittags: Kichererbsen-Salat mit Kräuterdressing
- Abends: Kürbispfanne mit Rosenkohl

⇒ **Tag 20**

- Morgens: Crunchy-Nuss-Joghurt
- Mittags: Kichererbsen-Salat mit Kräuterdressing
- Abends: Champignon-Pfanne mit Fenchel

Deine Einkaufsliste Tag 21-25:

Gemüse	Obst	Milchprodukte	Kräuter & Gewürze	Sonstiges
1 Wirsing	1 Avocado	1 Sahne-joghurt	Frischer Basilikum	250 g Erbsen (tiefgefroren)
1 Zucchini	1 Birne	200 g fettarmer Joghurt	Petersilie	2x Packung Eier
175 g Brokkoli	1 Orange	400 g körniger Frischkäse	Thymian	
4 Kartoffeln	Frische Erdbeeren	50 g Feta		
200 g Champignons				
225 g grüner Spargel				
3 Kirschtomaten				
300 g Blumenkohl				
325 g Baby-Spinat				
400 g Möhren				
75 g Fenchel				

$\Rightarrow$ **Tag 21**

- Morgens: Eiweiß-Pancakes
- Mittags: Spinatsalat mit Spargel und Erdbeeren
- Abends: Champignon-Pfanne mit Fenchel

$\Rightarrow$ **Tag 22**

- Morgens: Crunchy-Nuss-Joghurt
- Mittags: Spinatsalat mit Spargel und Erdbeeren
- Abends: Spargel-Erbsensuppe mit Feta

$\Rightarrow$ **Tag 23**

- Morgens: Eiweiß-Pancakes
- Mittags: Linsen-Curry
- Abends: Wirsing-Orangen-Salat mit Nüssen

$\Rightarrow$ **Tag 24**

- Morgens: Crunchy-Nuss-Joghurt
- Mittags: Linsen-Curry
- Abends: Würziger Dampf-Blumenkohl

$\Rightarrow$ **Tag 25**

- Morgens: Eiweiß-Pancakes
- Mittags: Zucchini-Nudeln mit Avocado
- Abends: Wirsing-Orangen-Salat mit Nüssen

Deine Einkaufsliste Tag 26-30:

Gemüse	Obst	Milchprodukte	Kräuter & Gewürze	Sonstiges
1 Aubergine	1 Mango	1 Packung fettarme Milch	Basilikum	130 g Naturtofu
1 rote Paprikaschote	3 Birnen	500 g Natur-joghurt	Kresse	2x Packung Eier
1 Salatgurke	Ananas(saft)	200 g körniger Frisch-käse	Oregano	300 g Kicher-erbsen
100 g Feldsalat	Limetten	30 g Mozza-rella	Petersilie	
250 g Kirschtomaten	Zitronen	50 g Feta	Thymian	
175 g Brokkoli				
25 g grüner Spargel				
300 g Blumenkohl				

⇒ **Tag 26**

- Morgens: Eiweiß-Pancakes
- Mittags: Ayurvedischer Quinoa-Topf
- Abends: Würziger Dampf-Blumenkohl

⇒ **Tag 27**

- Morgens: Crunchy-Nuss-Joghurt
- Mittags: Reis mit Gemüse und Tofu
- Abends: Fruchtiger Feldsalat

⇒ **Tag 28**

- Morgens: Kirschtomaten-Omelett
- Mittags: Reis mit Gemüse und Tofu
- Abends: Fruchtiger Feldsalat

⇒ **Tag 29**

- Morgens: Eiweiß-Pancakes
- Mittags: Kichererbsen-Salat mit Kräuterdressing
- Abends: Spargel-Erbsensuppe mit Feta

⇒ **Tag 30**

- Morgens: Crunchy-Nuss-Joghurt
- Mittags: Kichererbsen-Salat mit Kräuterdressing
- Abends: Kleine Auberginen Pizzen mit Basilikum

Zusammenfassung

Nun hast du viele leckere Rezepte, mit denen du deine zuckerfreie Zeit starten kannst. Halte dich an die Essens- und Kochtipps und du wirst langfristig dein Traumgewicht erreichen und halten können. Lass dir dabei viel Zeit und setze dich nicht unter Druck. Denn wie wir gelernt haben, ist Stress purer Zucker für unseren Körper!

SCHLUSSWORT

Zucker ist nicht nur aktuell ein wichtiges Thema für den Menschen. Mit dem Anstieg von Zucker in unserem Essen und den ernährungsbedingten Krankheiten wird auch in Zukunft das Thema von Interesse sein. Besonders dann, wenn wir abnehmen wollen, können wir mit einem Verzicht auf Zucker viel bewirken. Starte am besten noch heute damit, auf Zucker weitestgehend zu verzichten und du kannst langsam, aber sicher auf deinen Traumkörper zugehen.

Auch eine Zuckersucht muss nicht für immer bestehen bleiben und du kannst den Weg hinausfinden! Mit den zahlreichen Tipps und Tricks aus diesem Buch hoffe ich, dass du endlich einen Weg findest, mit dem du sicher und langfristig dein Körpergewicht senken und halten kannst. Mit der richtigen Portion Bewegung und dem Verständnis über deinen Stoffwechsel sollte dies kein Problem sein – solange die Ernährung stimmt!

Ernähre dich von gesunden Lebensmitteln ohne Zucker und du wirst sehen, dass du langfristig aktiv und schlank bleibst! Viel Spaß dabei und beim Ausprobieren der zuckerfreien Detox Rezepte!

Wir hoffen natürlich, dass dieser Ratgeber hilfreich für dich war und dich dabei unterstützt hat, erfolgreich ein paar Kilogramm abzunehmen. Falls ja, dann wäre es super nett von dir, wenn du uns bei Amazon deine Rezension für diesen Ratgeber hinterlassen würdest.

So unterstützt du mich (Ilya Ru) und mein Team und hilfst mir dabei, diesen Ratgeber für noch mehr Menschen zugänglich zu machen. Außerdem hilfst du damit auch anderen Menschen, ihren Traumkörper, sowie ihr Wunschgewicht, zu erreichen.

Noch mehr Informationen, Tipps und Strategien zu den Themen Abnehmen, Gesundheit und Fitness findest du übrigens auch auf meiner Webseite www.Bauchspeck-Weg.com, sowie auf meinem (unseren) YouTube Kanal: https://www.bauchspeck-weg.com/YT

Abonniere also bitte auch meinen (unseren) YouTube Kanal und hinterlasse mir (uns) ein paar Kommentare und Likes und denke bitte auch daran, meine (unsere) Videos mit deinen Freunden, Bekannten, sowie deiner Familie zu teilen. So unterstützt du mich (uns) und hilfst auch anderen Menschen dabei, erfolgreich abzunehmen. Hier ist ein Direktlink zum Kanalabo: https://www.bauchspeck-weg.com/YT

Und noch einmal: Falls dir dieser Ratgeber gefallen hat und für dich hilfreich war, dann hinterlasse uns doch bitte eine positive Bewertung bei Amazon. Das ist uns besonders wichtig, da du mit deiner Rezension anderen Personen dabei hilfst, eine gute Kaufentscheidung zu treffen, wodurch auch diese Menschen eine Chance dazu bekommen, erfolgreich abnehmen zu können.

Vielen Dank für deine Zeit und hoffentlich bis bald. Ich und mein Bauchspeck Weg Team wünschen dir noch einen wunderschönen Tag und einen traumhaften Körper.

Liebe Grüße

Ilya Ru & Bauchspeck Weg Team

HILFREICHE LINKS

Bauchspeck Weg YouTube Kanal für weitere hilfreiche Tipps und Strategien abonnieren: https://www.bauchspeck-weg.com/YT

Bauchspeck Weg Blog: https://www.bauchspeck-weg.com/

Mehr Bücher von mir (uns) kannst du hier finden: https://amzn.to/2uuuRtE

Das Fettverbrenner – System erneuert deinen Stoffwechsel, beschleunigt deinen Gewichtsverlust und verschlankt deine Taille! Schnellstartanleitung hier: https://www.bauchspeck-weg.com/dfsystem

Gesunde, Leckere und 100% Praxiserprobte Ernährungspläne und Rezepte: https://www.bauchspeck-weg.com/ernaerungsplaene

Wieso es dir so schwer fällt, dein lästiges Bauchfett loszuwerden erfährst du hier: https://www.bauchspeck-weg.com/bauchfett-loswerden

IMPRESSUM

Ilya Ponomarenko

Barfüßerstr. 17

06108 Halle (Saale)

Projekt www.Bauchspeck-Weg.com

info@bauchspeck-weg.com

1. Auflage 2018

Herausgegeben von Ilya Ru

Projekt www.Bauchspeck-Weg.com